AF319946

DE LA
THROMBOSE CARDIAQUE
DANS LA DIPHTHÉRIE

PAR

ROBINSON BEVERLEY

DOCTEUR EN MÉDECINE DE LA FACULTÉ DE PARIS,
Interne des hôpitaux de Paris.

⸺✦⸺

PARIS
ADRIEN DELAHAYE, LIBRAIRE-ÉDITEUR
PLACE DE L'ÉCOLE-DE-MÉDECINE

1872

DE LA

THROMBOSE CARDIAQUE

DANS LA DIPHTHÉRIE

INTRODUCTION.

Certes, c'est un fait d'observation fréquente, journalière que de trouver des caillots dans le cœur des sujets dont on fait l'autopsie dans les hôpitaux. Ce qui est plus rare, c'est de rencontrer des caillots cardiaques adhérents, résistants, d'une assez grande consistance, très-évidemment formés quelque temps avant la mort, si bien que Grisolle (1) a pu écrire qu'il n'a rencontré dans le cœur des sujets morts de pneumonie, que dans le cinquième des cas, des caillots tout à fait décolorés, denses, élastiques. A part les maladies purement inflammatoires, c'est dans l'état puerpéral, la phthisie, le cancer et les cachexies de toute espèce, que surviennent le plus souvent, suivant les auteurs, des modifications dans la composition du sang, modifications qui favorisent la séparation d'une partie de la fibrine et son dépôt dans le cœur ou dans les vaisseaux. Dans les fièvres et les maladies épidémiques, infectieuses, ou peut encore ren-

(1) Traité pratique de la pneumonie ; Paris, 1841.

contrer, quoique plus rarement, des concrétions polypiformes du cœur.

Ces concrétions ont-elles été signalées également dans
la diphthérie? Les divers auteurs français qui ont
écrit des ouvrages didactiques sur les maladies des
enfants n'en font aucune mention, pas plus que les
livres de Pathologie interne, qui sont entre les mains
de tous, dans leurs chapitres relatifs à la diphthérie.
Dans quelques ouvrages classiques à l'étranger, cette
lacune a été comblée dans ces dernières années en
partie du moins, tels sont ceux de Reynolds, de
Meigs, etc. (1).

Quant aux faits isolés ou réunis que nous avons pu
relever dans les différents journaux français et étran-
gers, nous les examinons ici; voici l'énumération dans
l'ordre chronologique où ils se sont produits. Il paraît
que ce serait au Dʳ Werner (2) de Linz, ville d'Autriche,
que reviendrait le premier l'honneur d'avoir parlé de
la mort subite dans la diphthérie par la formation de
concrétions cardiaques. Plus tard en Allemagne, un
médecin fort distingué, nommé Winkler (3), a rapporté,
dans une brochure, trois cas semblables qui sont survenus chez des individus atteints de diphthérie.

En Angleterre, c'est Richardson (4) qui, selon nous, a
tout d'abord appelé l'attention sur la différence qui
existe entre les symptômes de la circulation obstruée et
ceux de la respiration obstruée, tels qu'on les rencontre
dans le croup *diphthéritique*. Après Richardson, le

(1) Diseases of Children. Meigs, p. 617.
(2) Gazette des hôpitaux. Linz, 1842.
(3) Die Blutklumpen dann der Häutiger Bräune ; Wien, 1852.
(4) Medical Times et Gaz., 8 mars 1856 ; Brit. med. Journ., 16 février
et 7 avril 1860.

Dr Barry (1) de Tunbridge Wells a rapporté des exemples de coagula fibrineux, siégeant tous dans les cavités du cœur. L'année suivante, M. Smith (2), dans une lettre publiée dans le *Medical Times*, dit qu'il est convaincu qu'il y a certains cas de croup dans lesquels on doit rapporter les symptômes plutôt à un état embarrassé du cœur qu'à une simple obstruction dans la trachée. M. Thompson (3) confirme cette opinion et écrit que sa propre observation lui ferait croire que les caillots fibrineux sont la cause la plus fréquente de la mort dans la diphthérie. Trois années plus tard, le Dr Rollo (4) cite le cas d'un soldat chez lequel avec l'exsudat caractéristique de la diphthérie du côté de l'arbre respiratoire, on a trouvé des polypes fibrineux dans le ventricule droit. Si nous nous transportons un instant en Amérique, nous trouvons que Meigs (5) a publié des observations de mort par concrétions cardiaques dans la diphthérie, et cet auteur croit évidemment que cette manière de mourir dans cette terrible affection, ou bien n'avait pas été reconnue, ou tout au moins n'avait pas été décrite. En 1858, M. Beau, qui ignorait lui aussi les faits que nous venons de mentionner, a inséré dans la *Gazette des Hôpitaux*, du 10 avril, une lettre sur un épiphénomène mortel de l'angine diphthéritique. Il s'agissait de deux cas de mort par concrétions cardiaques.

L'observation 37 dans la thèse de Millard (6) nous

(1) Brit. med. Journ., juillet 1858.
(2) T. II, p. 617, 1859.
(3) Medical Times, t. I, 1860, p. 23.
(4) Brit. med. Journ., 1863, vol. I, p. 215, cité par Reynolds.
(5) The American Journal of the medical sciences, avril 1864.
(6) Thèse de Paris, 1858.

paraît pouvoir être attribuée à la même cause. Garnier (1) affirme que la formation rapide de ces caillots est une cause de mort presque instantanée et il en fournit plusieurs exemples (obs. 4, 16, 31, 45). Ajoutons à ces faits deux cas observés dans le service de M. Bergeron, hôpital Sainte-Eugénie, 1862, et rapportés en entier ainsi que les faits de Beau et de Meigs, dans la thèse de Gerlier (2) et nous aurons épuisé les faits qui ont été diagnostiqués avant la mort et dont l'autopsie, sauf dans les cas de Beau, est venue confirmer un diagnostic si difficile à porter durant la vie. Maintenant si l'on se reporte à ce que dit M. Millard (3) sur l'altération du sang chez les diphthéritiques, on serait amené à croire que les caillots denses, fibrineux ne s'y voient pas au moins dans les cas de diphthérie grave, maligne.

« Les caillots que forme le sang dans ces cas, ont, dit-il, à part leur mollesse, une sorte de ressemblance avec du raisiné trop cuit. » D'autres auteurs ont confirmé cette assertion depuis. Nous mentionnerons M. Peter (4), MM. Lorain et Lépine (5) qui disent que dans les formes le plus franchement infectieuses de la diphthérie, souvent on ne constate qu'un certain degré de fluidité du sang. Si maintenant nous nous reportons à ce que nous avons pu constater à l'hôpital Sainte-Eugénie, pendant le dernier trimestre, sur les cadavres en assez grand nombre de sujets morts de diphthérie,

(1) Thèse de Paris, p. 62, 1860.
(2) Thèse de Paris, n° 135, 1866.
(3) Loc. cit.
(4) Thèse de Paris, n° 270, p. 21, obs. 12, 1859.
(5) Art. Diphthérie, Nouveau Dictionnaire de médecine et de chirurgie pratiques, t. XI, p. 609.

nous sommes obligés de reconnaître que nous nous trouvons en désaccord avec les auteurs que nous venons de citer, du moins pour l'état du sang dans le cœur et surtout dans le cœur droit.

Dans cette portion de l'organe central circulatoire, nous avons vu, dans nombre de cas, des caillots presque entièrement fibrineux, ou même entièrement fibrineux, consistants et présentant des signes sur lesquels nous insisterons dans le cours de ce travail et qui nous ont convaincu qu'ils étaient formés plus ou moins longtemps avant la mort. Quant au sang contenu dans les vaisseaux de l'abdomen, ainsi que dans ceux de la racine des membres, conforme en cela aux auteurs cités, nous l'avons vu quelquefois d'aspect trouble et légèrement bourbeux, plus souvent fluide et remplissant en partie le calibre des artères. Dans ce que nous avons écrit sur la fréquence des concrétions fibrineuses dans le cœur des sujets morts de diphthérie, nous avons montré que nous ne sommes pas seuls dans notre manière de voir. Des auteurs recommandables ont vu ces concrétions, et MM. Richardson et Milner Barry leur ont attribué une influence au moins aussi considérable sur la mortalité excessive qui a lieu dans la diphthérie qu'à l'obstruction si fréquente, comme on le sait, de l'arbre respiratoire.

Le plan de notre thèse sera des plus simples. Dans un premier chapitre nous traiterons de l'anatomie et de la physiologie pathologique du caillot sanguin, nous appuyant sur des faits que nous-même avons observés, pour aborder ensuite la symptomatologie; nous verrons alors si l'on peut arriver à reconnaître sûrement la présence d'un caillot dans le cœur, et si cette présence, une fois reconnue, ne peut pas dans certains cas faire naître dans l'esprit du médecin, des doutes sur l'opportunité de l'opération de la trachéotomie. Puis, arrivant au diagnostic, nous chercherons, grâce aux symptomes observés, à distinguer les accidents dus à la thrombose cardiaque de quelques maladies avec lesquelles on pourrait les confondre. Enfin, après nous être arrêtés quelques instants sur la pathogénie et le mécanisme suivant lequel se forment les caillots dans le cœur, nous terminerons notre travail par quelques indications thérapeutiques.

Puissent nos efforts nous mériter la bienveillante indulgence des maîtres vénérés qui nous écoutent, et leur témoigner de la vive sympathie que nous ont inspirée leurs savantes et inestimables leçons.

ANATOMIE ET PHYSIOLOGIE PATHOLOGIQUES.

Dans ce premier chapitre, nous chercherons tout d'abord à déterminer la nature des caillots, à montrer les altérations du cœur (fibres musculaires, vaisseaux, nerfs), de ses valvules et de son enveloppe, pour ensuite aborder l'étude des changements survenus dans d'autres organes, changements qui nous paraissent en quelque sorte se rattacher à l'histoire des dépôts fibrineux de l'organe central de la circulation.

Toutes les fois, on peut l'affirmer, que le cœur est ainsi obstrué et que la mort arrive comme conséquence de l'obstacle intérieur apporté au fonctionnement de « cette machine motrice vivante », certains changements se produisent nécessairement dans d'autres organes. Ce sont ces derniers changements que nous croyons dignes d'être notés, au moins sommairement, à la *fin de ce chapitre*.

§ I. — *Etat du caillot.*

Nous allons considérer spécialement les faits qui se rapportent directement à l'histoire des concrétions sanguines et que nous avons observés dans nos autopsies. Nous avons pris les observations de tous les malades atteints d'angine diphthéritique ou de croup diphthéritique entrés à l'hôpital Sainte-Eugénie, depuis le 1er janvier 1872 jusqu'au 1er juin (inclusivement) de la même année dans le service de notre très-honoré maître M. Bergeron, et les examens *post mortem* ont été pratiqués surtout au point de vue de ces concrétions intracardiaques. Nous mettons de suite sous les yeux du lecteur les résultats généraux de ces observations.

Trente enfants ont été reçus dans le service, atteints d'angine diphthéritique, de croup diphthéritique, ou porteurs de lésions diphthéritiques intéressant à la fois le larynx et le pharynx, 20 autopsies seulement ont été pratiquées.

Dans l'une, seuls le larynx et la trachée ont été ouverts. Dans deux autres cas les enfants sont morts pendant l'opération; les notes prises ont été insuffisantes et nos souvenirs ne sont pas assez nets pour que nous puissions les relater ici.

Reste donc 17 autopsies. Nous pouvons dire avec assurance, que dans toutes ces dernières, nous avons trouvé des résultats pathologiques tels, que, réunis aux symptômes qu'a présenté le malade pendant la vie, ils nous permettent d'affirmer que la mort est arrivée dans le cours ou à la suite de manifestations diphthéritiques. Dans toutes aussi nous avons trouvé des caillots dans le cœur droit, 7 ou 8 fois, c'étaient des caillots fibrineux, plus ou moins résistants, et contenant généralement une quantité minime de sérum, au moins ceux du ventricule. Ces caillots étaient contenus, en partie dans le ventricule, en partie dans l'oreillette. Sur leur partie inférieure, nous avons noté quelquefois des points cruoriques; tels étaient les caillots généralement plus globuleux, plus gros, contenus dans l'oreillette droite. Néanmoins nous n'avons vu en aucun cas, chez ces derniers, une quantité de cruor suffisante pour pouvoir être considérée comme en rapport normal avec la quantité de fibrine que contenait le caillot et qui toujours était en proportion très-considérable, énormément exagérée, si l'on considère la couenne telle qu'elle peut se montrer dans la palette de la saignée, dans les maladies inflammatoires.

Quant aux caillots fibrineux ventriculaires, nous avons vu une ou deux fois, il est vrai, du sang noir, presque liquide, déposé en dehors sur la surface du caillot fibrineux. Dans ces cas, le caillot était de moyen calibre et ne remplissait pas entièrement la cavité ventriculaire. Mais il était ferme, adhérait très-intimement aux parois cardiaques et envoyait des prolongements résistants, assez difficiles à arracher de toutes les infractuosités de la surface interne du ventricule. Trois fois ces caillots nous ont présenté une stratification évidente; cette formation par couches ou dépôts successifs était plus nette dans l'oreillette que dans le ventricule droit. Plusieurs fois les faisceaux musculaires de l'oreillette droite s'étaient imprimés de la façon la plus frappante sur la surface contiguë du caillot. Il y avait toujours un rétrécissement ou collet au niveau de l'orifice auriculo-ventriculaire, et au-dessous on voyait plus ou moins distinctement l'impression de la valvule tricuspide sur le caillot lui-même.

Le calibre du caillot était généralement moyen, quelquefois plutôt petit ; une seule fois les cavités cardiaques du côté droit étaient distendues d'une manière manifeste. L'adhérence aux parois du ventricule était presque toujours si intime, qu'il était difficile d'enlever le caillot en entier, et les efforts de traction nécessaires pour le décoller d'entre les colonnes charnues de 2° et 3° ordre qui tapissent la paroi interne du cœur, amenaient la plupart du temps sa rupture.

Deux fois, nous avons trouvé des caillots fibrineux adhérents dans le ventricule gauche en même temps que dans le ventricule droit ; une fois seulement, un petit caillot adhérent dans l'oreillette gauche. Jamais nous n'avons remarqué la moindre déchirure ou lésion de l'endocarde lui-même, à la suite des tractions exercées sur les caillots. Le ventricule gauche fut trouvé vide trois fois, l'oreillette gauche trois fois également. Presque toujours de ces caillots, partait un prolongement du côté de l'artère pulmonaire, quatre fois ce prolongement était pourvu de petits appendices, en forme de demi-lunes dans les nids de pigeons des valvules sigmoïdes ; trois fois l'examen cadavérique nous montra ces appendices entièrement fibrineux, une fois en partie cruorique ; une fois présentant trois nodosités ou saillies au niveau des valvules sigmoïdes, au lieu d'appendices remplissant leur cavité ; quatre fois nous avons vu des prolongements fibrineux dans les veines caves supérieures, et deux fois s'étendant jusque dans les veines jugulaires. Deux fois le caillot se prolongeait du côté de la veine cave inférieure. Ces prolongements étaient arrondis, et remplissaient presque entièrement la cavité des vaisseaux où on les trouvait.

Une fois le caillot fibrineux, arrondi, se trouvait au centre du vaisseau, et du sang noir, ayant la consistance de la gelée de groseille, était interposé entre lui et la paroi vasculaire ; dans ce cas, il nous a paru évident que le liquide sanguin avait continué à couler pendant la vie, depuis un certain temps autour du cylindre fibrineux central. Quant aux autres autopsies, nous n'avons observé que des caillots en partie fibrineux, en partie cruoriques, d'autres noirs, et de consistance de gelée de groseille, dont nous n'avons rien à dire. Ce sont là des dépôts sanguins qui se forment ou bien aux derniers moments d'une agonie plus ou moins longue, et qui se voient dans presque toutes les autopsies, ou bien ils se forment tout naturellement sur le cadavre, lorsque la vie est complétement éteinte, suivant les lois qui président à la coagulation du sang, dans un vase inerte. Les questions les plus importantes à résoudre, quant à ces concrétions, sont aussi celles qui se présentent le plus naturellement à l'esprit. Ces caillots ont-ils été formés dans le cœur pendant la vie, ou bien doivent-ils être regardés comme le produit de la coagulation du sang après la mort ? Est-il possible ou probable qu'ils aient pu se former à un endroit du système vasculaire éloigné du cœur et être apportés à l'organe central par le courant sanguin ?

Depuis Laënnec tous les auteurs sont d'accord entre

eux que les caillots mous, noirs, ayant l'apparence de la gelée de groseille se sont faits après la mort ; quant aux caillots qui ressemblent beaucoup au sang de la saignée reçu dans une palette ou dans une éprouvette, et qui est formé de deux couches, l'une cruorique et l'autre incolore, semblable à la couenne inflammatoire, les opinions sont différentes.

« Les concrétions les plus molles et les plus récentes, dit Laënnec, ne sont jamais tout à fait semblables à la couenne du sang tiré de ses vaisseaux et par conséquent, il est probable qu'ils se sont formés sous l'influence de la vie. » M. Hardy (1) d'accord avec Laënnec, quant à l'époque de leur formation, dit que « la substance des caillots récents est formée d'une grande quantité de matière colorante entremêlée de fibrine ; la résistance est faible entre leurs diverses parties ; le caillot cependant est moins mou, moins humide que ceux qui se forment après la mort. » Telle paraît être aussi l'opinion de M. Bouillaud (2), quoique ce dernier auteur ajoute que dans certains cas où les cavités cardiaques contenaient d'énormes quantités de sang coagulé (12 onces), quelques-uns des caillots s'étaient formés après la mort. Grisolle (3) est plus affirmatif et croit que la plupart des dépôts, formés par un mélange de caillots noirâtres et fibrineux, sont formés après la mort

Richardson (4) confirme l'opinion de Grisolle et donne la position de la concrétion, dans certaines formes de

(1) Thèse d'agrégation, p. 19, 1838.
(2) Traité des maladies du cœur, t. II, p. 711.
(3) Loc. cit, p. 74.
(4) On Fibrinous deposition in the Heart, p. 38 ; London, 1860.

séparation de la fibrine, comme preuve absolue de formation post-mortem des caillots. Ce sont les cas où la
fibrine forme une mince couche reposant sur la surface
supérieure d'un coagulum rouge. Toute chose indique
ici que la fibrine s'est séparée du sang, pendant que celui-ci était dans un état de repos. Pour lui, il ne saurait
admettre d'autre explication de cette forme de concrétion. Perroud (1) considère aussi de tels caillots comme
purement cadavériques. Après ces diverses citations, à
quelle conclusion arriverons-nous?

Nous sommes d'avis avec M. Bucquoy (2), qu'il faudrait rapprocher les coagulations, qui se forment dans
les derniers moments de la vie, des concrétions complétement cadavériques. Leurs caractères tels qu'ils nous
sont fournis par les auteurs, nous paraissent si bien
les mêmes, leur mode de production, en effet, diffère si
peu, que nous serons forcés bien des fois, selon nous,
de recourir aux signes, malheureusement si souvent
douteux, fournis par les malades pendant la vie pour
arriver à une conviction dans chaque cas particulier.
Mais si nous nous sommes aussi longuement étendus
sur ces divers faits, c'est pour faire ressortir d'une manière plus évidente les différences qu'ils présentent
avec ceux que nous avons décrits au commencement
de ce chapitre. Pour nous les caillots fibrineux décrits
dans ce travail, n'étaient pas cadavériques, et n'avaient
pas commencé à se former du moins dans cinq cas, que
nous rapporterons à la fin de cette thèse, pendant le
laps de temps qu peut être considéré comme la période
de l'agonie. C'est évidemment à tort que certaines per-

(1) Congrès médical de Lyon, 1864.
(2) Thèse d'agrégation, 1863.

sonnes attribuent la formation de ces caillots purement
fibrineux à l'influence directe de l'agonie. L'agonie est
surtout caractérisée par l'asphyxie, et l'asphyxie, selon
Claude Bernard et d'autres physiologistes illustres, est
une des conditions le moins favorables à la formation
des caillots cardiaques. Bien loin de la favoriser, dit
Perroud, (1) elle l'entrave, et plus loin, il parle ainsi :
« l'agonie peut se définir en deux mots, une asphyxie
lente ; pendant cette dernière période de la vie, le sang
s'hématose d'une manière de plus en plus incomplète et
acquiert dès lors des propriétés qui le rendent de moins
en moins apte à fournir des coagulations fibrineuses ;
c'est pour cette raison que nous considérons l'agonie
comme défavorable à la formation de caillots dans le
cœur. »

Les caillots dont nous avons rapporté le siége, le calibre, les adhérences, etc., etc..., présentaient bien des
caractères que les auteurs ont reconnus comme suffi-
sants, pour pouvoir affirmer qu'un caillot est formé
quelque temps avant la mort. Ils étaient blanchâtres,
avaient une apparence fibreuse dans le ventricule droit,
et ne se laissaient pas pénétrer facilement par le doigt.
Ils étaient en outre un peu élastiques, et plus secs que
les caillots moitié fibrineux, moitié cruoriques ; c'est-à-
dire qu'ils contenaient moins de sérum. Quoique résistants à la pression, on les déchirait facilement. Plusieurs
fois ils étaient évidemment constitués par l'accolement d'un certain nombre de feuillets fibrineux dispo-
sés en couches concentriques. Nous avons vu cette conformation dans l'oreillette droite. Ajoutons à ces signes,

(1) Loc. cit.

Robinson.

que l'impression de la paroi de l'oreillette sur la concrétion a été dans ces cas très-distincte, et [l'adhérence
intime du caillot dans les anfractuosités de l'endocarde
indiquait encore que la contraction musculaire s'est
exercée sur lui. Le poids de la concrétion, signe donné
par Richardson, nous a paru, en plusieurs cas, une
preuve directe de la formation ante-mortem du dépôt
fibrineux. Enfin nous avons noté dans quatre cas, mais
non dans tous, l'existence de prolongements sous forme
de demi-lunes dans les nids de pigeon des valvules
sigmoïdes. de l'artère pulmonaire. Ces prolongements,
joints aux rétrécissements qu'on trouve au-dessous
d'eux, sont considérés par Poullet (1), comme étant un
signe irrécusable de la formation des concrétions avant
la mort, de même que l'espèce de retrécissement au
collet que nous avons pu remarquer entre le caillot du
ventricule et celui de l'oreillette. C'est sur celui-ci que
s'imprime d'une façon plus ou moins accentuée la valvule auriculo-ventriculaire. Poullet considère tous les
autres signes notés par les auteurs et caractérisant
pour eux les concrétions sanguines formées plus ou
moins longtemps avant la mort, comme ayant beaucoup moins de valeur au point de vue du diagnostic
que la conformation, que nous venons de passer en revue. Il croit pouvoir dire même d'après ses expériences
faites sur des chevaux vivants, que les caractères qu'il
donne sont absolument pathognomoniques et constants.
M. Poullet attribue la formation des prolongements
sigmoïdes aux efforts que font les valvules contre le
prolongement artériel du caillot, chaque fois qu'elles

(1) Thèse de Montpellier, 1866.

s'abaissent pour fermer la lumière du vaisseau. Selon lui ces prolongements ne peuvent être expliqués par un autre mécanisme. M. Raynaud (1) croit que les faits expérimentaux annoncés par Poullet, suffisent toujours pour distinguer le caillot ante mortem du caillot post mortem, et admet que les prolongements sigmoïdes ne peuvent se former après la mort; mais d'un autre côté il ne veut pas voir en eux un moyen de reconnaître d'une manière positive le caillot, suite d'une longue agonie, de celui qui serait formé longtemps avant le terme final de la vie.

Pour nous, quoique nous ne puissions apporter ici aucune preuve expérimentale pour démontrer d'une façon concluante notre manière de voir, nous nous permettons cependant, d'après quelques observations recueillies avec le plus grand soin, de mettre en doute la constance des signes donnés par Poullet.

Nous avons vu plus d'une fois des caillots qui, réunissant tous les caractères déjà mentionnés par nous, étaient clairement un résultat ante mortem, et n'avaient pu être ni le produit d'une agonie très-courte, ni de formation post mortem; qui néanmoins manquaient absolument de prolongements sigmoïdes; d'autres fois encore au niveau des valvules, il n'y avait que trois bosselures ou saillies, avortement en quelque sorte des prolongements qui selon Poullet devraient s'y trouver. Il nous est arrivé une fois même de rencontrer des prolongements sigmoïdes, où la fibrine et les globules étaient melés ensemble en proportions en apparence à peu près égales et qui, pour nous, s'étaient formés après la mort.

(1) Art. Cœur; Nouv. Dict. pratique, p. 565.

Nous nous sommes expliqué ce fait, tout d'abord singulier, de la manière suivante : Sur un cœur, placé dans la position qu'il occupe dans la poitrine d'un individu couché sur le dos, nous voyons qu'une seule des valvules sigmoïdes à l'origine de l'aorte et de l'artère pulmonaire se trouve en arrière et en bas ; les deux autres sont placées en avant et un peu sur les côtés. Selon nous, après la dernière contraction des ventricules et au moment même de la mort, voici ce qui se passe. Le sang est chassé dans les artères avec peu d'énergie comme cela est probable ; les valvules tendent à se rabattre et à fermer la lumière du vaisseau, grâce d'une part, au reflux du liquide, d'autre part à l'influence qu'exerce la pesanteur sur les deux valvules les plus élevées par rapport à la position du cadavre et c'est ainsi que pour les nids de pigeon, supérieurs du moins, se trouvent préparées deux cavités dans lesquelles vient se coaguler le sang. Quant au prolongement inférieur, en admettant même que les lois de la pesanteur ne suffisent pas à en expliquer la formation, nous croyons pouvoir l'interpréter de la façon suivante : si l'on regarde à leur origine la conformation des artères sortant de la base du cœur, nous verrons qu'il y a au-dessus des valvules sigmoïdes une espèce d'enfoncement dans lequel peut très-bien se former un coagulum, qui aurait plus ou moins la forme des caillots formés dans les nids valvulaires eux-mêmes. En dernier lieu, n'est-il pas possible que le sang devenu moins fluide au dernier moment de la vie exerce un certain pouvoir d'accolement sur les valvules sigmoïdes, les tenant en partie éloignées des parois artérielles et ainsi permettant la formation des prolongements sigmoïdes après la mort ? Nous ne nous

arrêterons qu'un instant pour réfuter l'idée que les concrétions cardiaques signalées chez nos malades atteints
de diphthérie auraient pu être dues à un caillot migra-
teur formé dans une des grosses veines des membres
par exemple et ensuite transporté par le torrent sanguin
dans le cœur droit où il se serait arrété. Cette hypothèse
n'est pas soutenable, car nos malades n'avaient jamais
présenté le moindre symptôme d'arrêt circulatoire du
côté des grosses veines des extrêmités, et d'un autre côté,
les caillots eux-mêmes n'ont dans aucun cas présenté
les caractères propres des caillots migrateurs signalés
par les auteurs contemporains. Du reste on sait que les
caillots migrateurs s'arrêtent rarement dans le cœur
droit et que « l'existence de caillots portés par embolie
dans le cœur lui-même n'est jusqu'ici démontrée par
aucun fait absolument probant. » (1)

En supposant, ce qui est possible, que jusqu'à présent on n'ait pu trouver à l'autopsie un seul signe visible
qui nous permît dans tous les cas d'affirmer l'époque à laquelle tel ou tel caillot est formé, n'est-il pas déplorable
pour le médecin, d'avouer qu'il lui faut une vérification à
l'amphithéâtre pour affirmer qu'il y a eu formation de
polypes avant la mort, chez un malade qu'il aurait à
soigner? N'est-ce pas dans les symptômes qui ont précédé le terme fatal qu'il doit avant tout puiser les éléments du diagnostic et les indications thérapeutiques.

Pour nous, les symptômes que nous avons observés
et que nous exposerons dans un des paragraphes suivants
démontrent la véritable époque de la formation de ces
funestes produits qui, provenant sans doute d'une mo-

____

(1) Thèse d'agrégation, 1863.

dification pathologique du sang augmentent par l'addi-
tion successive de nouvelles couches et répondent assez
exactement aux troubles circulatoires et respiratoires
que nous avons observés plusieurs fois.

§ 2. — *Etat du cœur.*

Nous entrerons d'autant plus volontiers dans les détails qui se rapportent au cœur, que cet organe nous
paraît singulièrement délaissé par les auteurs qui par-
lent de la diphthérie. L'explication de cette négligence
se trouve sans doute dans ce fait, que les accidents les
plus redoutables ont paru être plus particulièrement le
résultat de l'état inflammatoire du poumon ou bien des
bronches, indépendamment des fausses membranes et
de l'infection générale qui, très-naturellement ont été là
le point de départ de si nombreuses et de si diverses
théories.

Le cœur conserve le plus souvent son état normal,
disent MM. Lorain et Lépine. Notre propre observation
ne confirme pas complétement cette manière de voir.
Cet organe est souvent pâle, assez flasque, surtout dans
les diphthéries graves. Nous avons vu la paroi ventriculaire droite et l'oreillette du même côté d'une minceur
extrême. Dans un cas (obs. 7) où la mort a été instantanée, les parois cardiaques avaient une teinte cireuse,
et M. Ranvier qui a eu la bonté d'en confirmer l'examen
fait par nous-même a trouvé leurs fibres évidemment
dégénérées. Plus d'une fois depuis et dans des cas où la
mort nous a semblé provenir de l'affaiblissement ou de
la paralysie de l'action cardiaque, les coupes faites dans
certains endroits des muscles papillaires, ainsi que dans

les parois ventriculaires, ont permis de constater une teinte jaunâtre assez apparente. Dans ces cas nous avons trouvé (obs. 1 et 3) un certain nombre de fibres dégé-nérées, ayant perdu leurs stries, et devenues granuleuses. La dégénérescence graisseuse de la fibre cardiaque dans les cas de diphthérie, quoique observée dans un certain nombre d'exemples, ne paraît pas généralement connue dans la science. Dans les auteurs Anglais nous relevons les faits suivants: Bristowe (1) a vu dans une autopsie faite avec le plus grand soin que ses fibres étaient dans un état graisseux très-nettement dessiné, et dans le même cas il y a eu de l'extravasation sanguine dans le tissu musculaire. Greenhow (2) rapporte que dans l'examen post mortem d'un malade qui est mort de diphthérie à Guy's-Hospital, de Londres, ou a trouvé le cœur ramolli et ecchymosé. Hillier (3) en parlant devant le Bristish medical Association, sur les cas de diphthérie observés à l'hôpital des Enfants-Malades à Londres, pendant les sept années qui venaient de s'écouler, a signalé chez trois enfants qui ont vécu près de trois se-maines, une dégénerescence graisseuse très-évidente du cœur. Ces enfants sont tous morts d'asthénie, leurs gorges étant à peu près ou complétement guéries. On voit que dans les cas de Hillier les malades commençaient à sortir de l'état aigu. Parmi les auteurs français, nous citerons MM. Lorain et Lépine, qui disent que « dans quelques cas les fibres cardiaques ont présenté une dé-générescence graisseuse manifeste. »

(1) Med cal Times, t. II, p. 211, 1859.
(2) Medical Times, t. II, p. 294, 1859.
(3) Diseases of Children, p. 154, 1868, et Medical Times, t. II, p. 204, 1864.

Dans l'observation qui nous a été donnée par notre ami M. Seuvre, et où l'examen microscopique a été fait par nous-mêmes, l'enfant est mort sept jours après le début de la maladie, d'une manière subite. Que cette dégénérescence existe dans la diphthérie, cela n'a rien d'étonnant. Dans beaucoup d'autres maladies infectieuses, comme on sait, on a trouvé des dégénérescences du cœur. Dans les fièvres graves, Laënnec avait remarqué un état particulier du cœur, que Louis a bien décrit dans la fièvre typhoïde. On sait aussi que Stokes a décrit dans le typhus pétéchial des lésions du muscle cardiaque. Ces lésions avaient donné lieu à des symptômes qui avaient permis de les reconnaître pendant la vie. Depuis, Zenker (1864) en Allemagne, et Hayem (1), Laveran (2) en France, ont bien étudié les myosites symptomatiques. M. Hayem en parlant de la dégénérescence granuleuse des muscles, fait remarquer qu'il arrive souvent que, après un court séjour dans l'acide chromique ou l'alcool, les fibres granuleuses reprennent un aspect normal. Afin qu'on ne s'y trompe pas, M. Hayem démontre qu'en ajoutant aux préparations des fibres prétendues normales une petite quantité d'acide acétique ou de potasse, on fait aussitôt réapparaître un nombre plus ou moins grand de granulations. Les réactions, dit-il, ne se produisent jamais, comme il s'en est assuré, avec des fibres réellement saines. Plus d'une fois nous avons eu à nous louer de ce conseil dans l'examen des fibres cardiaques chez les diphthéritiques. Les transformations partielles et peu avancées de la fibre cardiaque ne sont pas rares, selon nous, dans la diphthérie, à

1) Archives de physiologie, 1870.
(2) Archives de médecine, p. 97 et suiv , 1871.

cause même de cette altération commençante qui pourrait quelquefois paraître douteuse pour un sceptique,
nous ne voudrions pas y attacher une trop grande valeur.
Dans d'autres cas, exceptionnels, il est vrai, en disant
que le cœur est franchement dégénéré, nous croyons
être l'expression précise de la vérité.

Quant aux muscles de la vie de relation, nous n'avons
eu lieu de croire qu'une seule fois qu'ils étaient dégénérés. Du reste, on sait que « les causes générales
(fièvres, empoisonnements) qui développent l'atrophie
graisseuse des muscles en général, agissent souvent sur
le cœur sans atteindre les autres points du système
musculaire. Cette prédilection pathologique paraît tenir
à une structure et à une composition particulière du
muscle cardiaque » (1).

Valvules. — Les valvules sigmoïdes de l'aorte chez
nos sujets ont été trouvées saines, sans épaississement,
plusieurs fois de couleur rosée. Dans un mémoire lu
devant le British medical Association, M. Bridger (2) dit
qu'il a fait 24 autopsies d'individus (adultes et enfants) atteints de diphthérie et que dans tous les cas
il a constaté l'état suivant des valvules auriculo-ventriculaires du cœur (que la diphthérie ait été compliquée
d'une autre maladie ou non). La valvule est chagrinée,
rougie et épaissie comme par un dépôt interstitiel, qui
serait situé au milieu de la valvule, entre son insertion
autour de l'orifice auriculo-ventriculaire et le bord où
s'insèrent les cordons tendineux. L'une ou les deux
valvules étaient affectées plus ou moins suivant la gra-

(1) Ollivier, thèse d'agrégation, 1869.
(2) Medical Times and Gazette, t. II, p. 201 ; London, 1864.

vité du cas, et le temps qui s'est écoulé entre le moment où se sont montrés les symptômes d'une affection cardiaque et la mort. Dans nos autopsies nous avons constaté plus d'une fois l'état des valvules signalé par Bridger. Etait-ce une simple affaire d'imbibition cadavérique, était-ce plutôt le début, ou première étape d'une affection inflammatoire, d'une véritable endocardite? M. Blache (1) dit que « bien que les pyrexies ne produisent en général aucune détermination inflammatoire du côté du cœur, elles n'en exercent pas moins sur lui une action morbide. »

Cette manière de voir devrait peut-être aujourd'hui être moins admise depuis l'étude consciencieuse des complications cardiaques dans la variole, et notamment de la myocardite varioleuse, faite par MM. Desnos et Huchard, 1871. Quoi qu'il en soit, voici ce que nous avons bien vu, notablement dans un exemple dont nous rapportons l'observation (IV) et où la mort pour nous était due directement à la formation de caillots fibrineux que nous avons trouvés dans le cœur droit. Nous citerons ici textuellement ce que nous avons écrit lors de l'autopsie : « Les valvules auriculo-ventriculaires toutes deux étaient rosées, boursouflées et chagrinées suivant leur bord libre, plus qu'à l'état normal. A ce niveau il y avait un peu d'épaississement très-net. De chaque côté, les valvules aortiques et pulmonaires étaient rosées, mais non épaissies ; l'endocarde qui tapisse les oreillettes, ainsi que les cavités ventriculaires ailleurs que sur les valvules, est parfaitement sain. »

Ainsi donc pas de vascularisation apparente, mais de la

(1) Essai sur les Maladies du cœur chez les enfants, p. 23 ; Paris, 1869.

rougeur ; cette rougeur était assez vive mais non de teinte rouge vineuse. Elle faisait un liséré de quelques millimètres de largeur sur le bord libre de la valvule et ne s'étendait pas à toute sa surface. Dans ce cas il y avait à la vérité du sang liquide dans le cœur droit qui entourait en partie le caillot fibrineux ainsi que le prolongement fibrineux du côté de l'artère pulmonaire. On pouvait donc de ce côté, attribuer peut-être la rougeur des valvules à l'imbibition dans leur tissu de la matière colorante du sang, d'autant plus que les valvules sigmoïdes de l'aorte étaient rosées, non épaissies, et nous pouvons ajouter ici sans rugosité, ni élévure. Mais du côté gauche, c'est différent : Le ventricule de ce côté ne contenait aucun caillot. Alors comment expliquer la rougeur anormale que nous avons mentionnée, la présence de petites rugosités au toucher, un épaississement notable de la valvule à ce niveau ? Nous croyons et nous repétons que dans ce cas, comme dans quelques autres que nous avons très-bien vus, il y avait début d'état inflammatoire — d'une véritable endocardite. — Si nous n'avions vu que de la rougeur seule, telle que nous l'avons remarquée sur les valvules artérielles, nous serions resté dans le doute quant à son explication, du moins, dans le cas cité, quoique nous sachions aujourd'hui que la rougeur vive, écarlate, est pour certains auteurs un signe suffisant pour caractériser la phlogose simple, sans qu'il se soit produit encore de vascularisation appréciable. Nous rapportons, à l'appui de cette observation, une autre observation due à l'obligeance de notre ami et collègue M. Rendu et où les lésions pathologiques du cœur gauche étaient assez prononcées pour mériter de la part de notre ami le nom d'endocardite végétante.

§ 3. — *Vaisseaux.*

Jamais nous n'avons trouvé les vaisseaux propres du cœur malades. Plusieurs fois nous en avons fait des coupes sur des pièces conservées et nous n'avons pu reconnaître au microscope aucune dégénérescence graisseuse ou autre des parois vasculaires. Deux ou trois fois seulement à l'œil nu, nous avons vu très-nettement un commencement d'altération athéromateuse des parois de l'aorte à leur origine, mais la membrane interne était lisse, sans érosion et sans soulèvement, et ce n'était que par la différence de coloration qu'on pouvait la reconnaître. On sait du reste que l'athérome artériel est excessivement rare dans l'enfance. Les exemples se comptent à cette période de la vie.

§ 4. *Nerfs.*

Nous avons recherché l'état du tronc des nerfs pneumo gastriques, ainsi que celui des fibres nerveuses au-dessous du péricarde dans le cœur lui même, à plusieurs reprises. Dans tous les cas notre travail a été infructueux, les nerfs paraissaient parfaitement sains. Avant d'en avoir fait l'examen nous avions presque espéré y trouver une lésion, car les accidents qui ont amené la mort des enfants avaient vraisemblablement pour siége anatomique un des éléments qui entrent dans la structure du cœur, D'ailleurs M. Gubler n'a-t-il pas prédit, il y a déjà assez longtemps, l'existence des lésions nerveuses dans la paralysie du voile du palais ? Au mois de décembre 1862, MM. Charcot et Vulpian lurent une note à la Société de biologie, qui a donné raison à la prédiction de M. Gubler et qui a démontré d'une manière concluante que la paralysie du voile n'était pas une affection purement dynamique, mais qu'elle se rattachait à une lésion nerveuse et musculaire qui pouvait être démontrée par le microscope. M. Bailly (1) rapporte encore un fait dû à M. H. Liouville, où ce dernier a trouvé sur un sujet mort asphyxié, dans le cours d'une paralysie post-diphthéritique les nerfs phréniques altérés à la façon des nerfs palatins dans l'observation de MM. Charcot et Vulpian. On sait que quelques auteurs allemands, parmi lesquels nous mentionnerons Max Jaffé, pensent aujourd'hui que l'infiltration diphthéritique détermine une altération spéciale du tissu conjonctif des gaînes des nerfs, qui peut se propager au nerf pneumogastrique lui-même. Nous avons recherché cette lésion du tissu conjonctif; nous aurions voulu voir la compression des faisceaux nerveux par leurs gaînes dans le nerf vague, fait entrevu seulement par Jaffé. Jamais la plus petite lésion ne nous a été révélée. Il est donc possible que cette altération nerveuse si elle existe, ne se produise que tardivement dans la diphthérie.

§ 5. — *Péricarde.*

Dans la moitié des cas, nous avons remarqué un excès de sérosité citrine dans la cavité de cette séreuse. Une seule fois la quantité du liquide nous a semblé suffisante pour entraver par la pression les mouvements du cœur.

(1) Thèse de Paris, p. 38, 1872.

§ 6. — *Changements pathologiques des autres organes.*

a. Les poumons ne pouvaient être considérés comme à peu près sains que dans deux cas. Dans toutes les autres autopsies nous avons pu constater, ou bien de la congestion simple des bases, ou bien quelques noyaux d'atélectasie ou de broncho-pneumonie arrivés à l'état d'hépatisation, disséminés dans les poumons. Plusieurs fois les portions antérieures, ainsi que la partie supérieure de leur bord postérieur, étaient devenues emphysémateuses.

b. Plèvres : Rarement leur cavité contenait une petite quantité de liquide séreux.

c. L'abdomen : Les grosses veines et les organes contenus dans cette cavité, c'est-à-dire le foie, les reins, et la rate, présentaient généralement un état de congestion considérable.

d. Cerveau : Toutes les fois que nous l'avons examiné, dans le cas où il y avait une concrétion fibrineuse dans le cœur droit, nous l'avons trouvé congestionné. Les ventricules ne contenaient jamais de liquide.

SYMPTOMES.

On sait combien les signes donnés par les auteurs sont peu satisfaisants pour permettre de reconnaître pendant la vie des concrétions fibrineuses dans le cœur. Cela dépend sans doute de ce que chacun des signes de cette complication peut lui-même manquer dans tel ou tel cas, selon les conditions dans lesquelles se développent ces obstacles à la circulation. Le lieu même où la concrétion se trouve fixée, rend compte ou bien de a présence des signes assez nombreux et assez concluants qui existent, ou bien, quelquefois, de l'absence de signes dans les premiers temps de ces formations qui permissent de les reconnaître ; c'est seulement aux derniers moments de la vie qu'on remarque les irrégularités dans le pouls, la précipitation, le rhythme désordonné des battements, de dédoublement des bruits du cœur. Nous signalerons encore ce fait, qu'il est fréquent d'observer les signes des concrétions cardiaques dans les maladies inflammatoires ou autres, plus ou moins graves ; que souvent ce n'est que dans ce qu'on appelle l'agonie, selon les auteurs, qu'on observe quelques-uns des effets terribles de ces coagulums.

Mais alors combien est difficile le diagnostic ! — Combien il est délicat, je dirai presque téméraire de dire d'une manière absolue qu'un signe, quel qu'il soit, appartient plutôt à la concrétion cardiaque qu'à l'engouement ou à l'asphyxie pulmonaire (quand les poumons sont déjà pris), et d'affirmer enfin que les changements inquiétants survenus dans les bruits du cœur, ou dans les caractères du pouls dépendent uniquement du cœur qui ne peut plus lutter contre l'obstacle enfermé dans ses cavités.

Il arrive alors qu'à l'autopsie les caillots fibrineux, formés manifestement un ou deux jours avant la mort, c'est-à-dire, avant que la lutte terminale ait commencé, sont attribués à l'agonie elle-même. Ils sont considérés comme un effet, plutôt que comme une cause des accidents auxquels a succombé le malade. Des faits analogues, ainsi que nous avons essayé brièvement de le faire entrevoir, surviennent à la fin d'un grand nombre de maladies.

Mais aussi la concrétion fibrineuse peut dévoiler sa présence pendant la vie, tout à coup, à titre de complication grave et inattendue. Lorsque tout va à peu près bien dans une phlegmasie de poitrine, lorsque dans l'état puerpéral les accidents immédiats de l'accouchements ont été conjurés, n'a-t-on pas vu la scène changer subitement d'aspect! Brusquement surgit un embarras très-grand du côté de la circulation, il y a bientôt une anxiété extrême, une angoisse véritable de la respiration et dans le plus grand nombre des cas, la mort survient sûrement et dans un temps très-court.

C'est surtout sur des cas identiques qui se présentent pendant le cours de la diphthérie, et assez souvent même, si nous nous en rapportons à nos propres observations, que nous voudrions attirer l'attention. Nous avons cherché si nous pouvions trouver des signes de cette complication, et si un ou plusieurs de ces signes réunis, nous permettraient d'en établir un diagnostic certain.

Voici ce que nous avons vu : plus d'une fois, un enfant a été amené à l'hôpital par ses parents avec des signes évidents de croup à un état assez avancé ; on ausculte la poitrine, on examine la gorge, le cou, le ventre, l'aspect extérieur du petit malade, on interroge son pouls, mais on ausculte rarement, trop rarement son cœur. La peau est très-pâle, le murmure vésiculaire s'entend encore, mais il est couvert, en partie du moins, par le sifflement laryngo-trachéal, on n'entend pas de bruit de drapeau, pas de souffle, peut-être quelques râles. On percute la poitrine, la sonorité est bonne, mais l'enfant s'asphyxie lentement, quoique le tirage sus-sternal ne soit pas tres-marqué. Vu la gravité des autres si-

gnes mentionnés, on se croit autorisé à pratiquer la trachéotomie. L'opération est faite, elle a bien réussi, sans
aucun accident intercurrent, mais l'enfant ne reprend
pas vite, ou bien le soulagement immédiat a lieu, mais
non pas d'une façon aussi prononcée, aussi évidente,
que dans bien d'autres cas. Bientôt dans ces circonstances, on peut observer les symptômes suivants. L'enfant est agité, inquiet, il ne reste pas un instant en
place, la coloration des pommettes, des lèvres, des
mains, reste légèrement violacée.

Le lendemain matin l'enfant paraît fatigué, il est affaissé, le pouls est très-faible, quelquefois il présente
des inégalités notables ; si l'on regarde la plaie, elle a
bon aspect, l'air sort et entre par la canule facilement, le
gargouillement est d'une moyenne intensité, ou bien
moins fort que d'habitude ; de ce côté donc rien de fâ-
cheux. Si l'on porte son attention vers la poitrine, l'expansion vésiculaire est très-ample, sans râles, sans souffle. La nuit se passe ; le surlendemain de l'opération
l'enfant est complétement cyanosé, froid, ne voulant
pas rester sous les couvertures. Il est extrêmement
agité, l'expansion vésiculaire est moins ample que la
veille, mais c'est à peine si l'on trouve quelques râles
disséminés dans les poumons. A l'auscultation du cœur
les battements sont sourds, affaiblis, il n'y a pas de
souffle, ni d'intermittences perceptibles. La matité précordiale est exagérée, on croit même apercevoir de la
voussure du thorax au niveau du cœur.

Au palper la pointe du cœur se retrouve encore à sa
région habituelle, on perçoit la sensation de son choc,
qui est faible, peu accentué. Puis le pouls augmente de
fréquence, il est très-petit ; mais malgré sa petitesse, il

présente peu d'irrégularité dans sa force et le rhythme de ses pulsations successives. La peau du tronc et des membres est devenue d'une pâleur excessive, ce qui fait un contraste frappant avec la teinte bleuâtre, cyanosée, des extrémités des doigts, des pommettes, des lèvres. A la percussion de la poitrine en arrière, non-seulement la sonorité est bonne, mais elle nous paraît exagérée. L'enfant n'est plus agité comme quelques heures auparavant, mais ses forces ne sont pas encore complétement épuisées, car il se retourne vivement et assez fréquemment dans son lit. Quelques heures plus tard l'enfant meurt, sans pourtant présenter de nouveaux symptômes à signaler.

Voilà à peu près l'analyse de l'observation n° 1, celle qui nous est propre.

La 2ᵉ observation nous paraît analogue, sinon tout à fait semblable, dans ses points principaux. Comme dans le premier cas, le soulagement donné par la trachéotomie n'a pas été apparent tout d'abord, et lorsque même la fausse membrane a été retirée par la canule, l'amélioration n'est pas devenue très-sensible. Le soir l'oppression est extrême, bien qu'on eût changé la canule et qu'on eût essayé en vain tous les moyens pour arriver à provoquer la toux et l'expectoration. Tentatives évidemment faites dans l'idée de fausses membranes obstruant la trachée et asphyxiant l'enfant; l'aspect est celui de l'asphyxie cardiaque. Les battements du cœur sont encore énergiques, mais le pouls est presque insensible, et le premier bruit du cœur luimême est sourd, faible. Il y a de la matité à la base du poumon droit en arrière, et des râles fins au sommet du poumon gauche.

L'enfant a pleine connaissance, s'assied dans son lit, s'aide elle-même, prend un verre sur la planche de son lit, le replace après avoir bu ; se couche, se rassied etc. Peu de temps après elle meurt aussi subitement et sans que sa lésion pulmonaire explique sa fin prématurée. Deux autres exemples un peu différents des précédents se trouvent dans les observations 3 et 4. L'enfant a été opéré ; le soulagement à la suite de l'opération a été évident. Le lendemain matin à l'heure de la visite, on a noté chez l'un que la peau est sans chaleur, les pulsations petites, régulières, les inspirations silencieuses, très-amples partout. On n'avait donc que les sources d'inquiétude habituelles à la diphthérie. Peu de temps après, l'enfant est pris d'agitation. Dans l'espace de trois heures la mort survient.

Chez l'autre malade, la nuit qui a suivi l'opération a été mauvaise, le lendemain matin le visage est pâle, le pouls et le nombre d'inspirations très-élevés, mais l'expansion vésiculaire est suffisante. A la visite du soir (même jour), l'enfant était assis sur son lit, sans agitation et ayant pris quelques aliments dans la journée. A peine l'interne était-il sorti de la salle, que l'enfant commence à s'agiter, semblant chercher une position plus commode pour respirer ou dormir, puis la canule cesse de gargouiller, et peu à peu l'enfant s'éteint. Il a succombé 12 heures après le début de ces signes d'anxiété extrême. Dans l'exemple qui fait le sujet de l'observation 5, l'enfant atteint de croup diphthéritique a été opéré, il y avait déjà six jours. Tout semblait aller au mieux. L'enfant s'alimentait de potages et de lait; l'expansion vésiculaire était ample, large des deux côtés. Le

18 avril au matin, la plaie, quoique blafarde, va bien. Le larynx commence à devenir perméable. Pas d'albumine dans les urines ; les pulsations, tout d'abord assez pleines sous les doigts, deviennent rapidement faibles et inégales. Les battements du cœur sont sourds, éloignés, le côté gauche de la poitrine présente en arrière une sonorité exagérée, l'enfant est maussade. Nous l'avons vu le soir ; il a été sans canule toute la journée, mais à 4 heures de l'après-midi il avait pâli et depuis ce moment il avait été très-inquiet. Nous le trouvons assis dans son lit, respirant fréquemment, mais sans irrégularités. Le pouls offre des inégalités et des intermittences. A l'auscultation les bruits du cœur sont faibles, sourds, pas de bruits anormaux, pas d'intermittences apparentes. La respiration est suffisante, on ne peut s'expliquer l'inquiétude évidente de l'enfant. Une partie du visage, la surface du tronc est d'une grande pâleur. Les lèvres sont encore assez rosées, l'enfant meurt à 4 heures le lendemain matin, après une nuit passée dans une agitation extrême, l'intelligence est restée nette jusqu'à la fin.

La septième observation que nous rapportons nous a été donnée par notre ami, M. Seuvre ; elle nous montre un enfant de 4 ans, atteint de coryza et de pharyngite diphthéritiques, qui meurt presque instantanément, le septième jour de sa maladie ; l'avant-veille l'enfant était abattu ; le teint qui jusqu'alors était assez frais et rose devient pâle et mat. Le jour précédant la mort (15 mars) même état que la veille, les lésions diphthéritiques restent limitées au nez et à l'arrière-gorge. P. 116, le murmure vésiculaire est normal dans toute la poitrine. *Le*

16 *mars* (nous citons ici les paroles de l'observation), aucun phénomène spécial ne s'est présenté la veille, ni dans le courant de la nuit. Ce matin vers 8 heures, la religieuse répond au désir de l'enfant qui demande à boire. Aussitôt assise, l'enfant devient d'une pâleur de cire, s'affaisse et retombe dans le décubitus dorsal. Appelés en toute hâte, nous assistons à l'agonie de l'enfant : aucune lutte, aucun phénomène convulsif, quelques battements du cœur faibles et éloignés, quelques inspirations incomplètes et la vie s'éteint.

L'électrisation (un des pôles sur le trajet du phrénique au cou, l'autre au niveau des insertions costales du diaphragme) a déterminé quelques inspirations mais sans un réel succès. » Dans un autre exemple de mort subite (obs. 8), on a le fait d'une jeune fille âgée de 6 ans, qui habituellement a joui d'une parfaite santé jusqu'au deuxième jour qui a précédé son entrée à l'hôpital. Prise tout d'abord de toux, elle est bientôt en proie à une oppression considérable, et le soir de son entrée, l'interne a constaté des fausses membranes blanchâtres sur toute l'arrière-gorge.

Le septième jour de son entrée, la voix et la toux sont encore éteintes, mais l'enfant n'a pas eu, ni ce jour-là, ni les jours précédents, d'accès de suffocation. Le soir l'enfant avait 104 pulsations par minute, 34 inspirations et une température de 38 degrés 3. Le lendemain soir ces derniers symptômes avaient peu varié, mais l'enfant a vomi ses aliments dans le courant de la journée. Le neuvième jour (matin) l'enfant vomit encore, le soir le pouls avait baissé de quelques pulsations de ce qu'elles étaient la veille et l'avant-veille ; les respirations au contraire sont devenues plus fréquentes (R. 54). La température ne varie que de quelques dixièmes. Le dixième jour (matin) on administre des toniques, néanmoins le soir le pouls était devenu un peu plus fréquent (P. 112) : le nombre d'inspirations reste à peu près le même que la [veille, [la température ne s'abaisse que d'un dixième de degré (T. 38 degrés 5). Le onzième jour (matin), je cite l'observation textuellement : « Cette enfant pâlit d'une façon alarmante, elle ne mange pas, et pourtant aucun signe pathologique ne se revèle dans un organe quelconque, langue tremblotante, elle se plaint constamment ; ventre douloureux à la pression, pas de diarrhée. Soir, elle meurt presque subitement, sans aucun phénomène convulsif ; 1 heure avant la mort, le pouls est petit, filiforme, les bruits du cœur sourds, pâleur extrême de tout le corps, respiration assez fréquente, mais ni suspirieuse, ni bruyante. »

Après la lecture de l'analyse de ces observations, ne se demande-t-on pas comment la présence d'un caillot fibrineux peut donner lieu à des morts subites et instantanées et à des morts relativement lentes? La réponse nous paraît simple, le caillot ne se forme pas toujours au même endroit, ni dans le même espace de temps. On conçoit très-bien, et il y en a des exemples, que des caillots soient restés longtemps à l'intérieur du cœur sans y avoir jamais produit de troubles reconnaissables. On est même tout étonné de les trouver à l'autopsie du malade. D'ailleurs les expériences cardiographiques de MM. Chauveau et Marey n'ont-elles pas prouvé que le cœur est un organe beaucoup moins irritable qu'on ne le prétend généralement et qu'il est capable de contenir des corps assez volumineux dans ses cavités, sans que les symptômes produits en décèlent la présence?

On sait aussi d'après Richardson que des caillots peuvent être développés très-lentement, couche par couche, et plusieurs jours se passer sans qu'ils aient donné lieu à aucun phénomène physique, caractéristiques, susceptibles d'en révéler la présence.

Dans ces cas la gêne circulatoire arrive peu à peu, les valvules continuent à fonctionner encore assez longtemps et la mort n'a lieu qu'après une lutte soutenue, mais de moins en moins énergique. D'autres fois, selon la même autorité, les caillots peuvent se développer lentement tout d'abord, mais rapidement à la fin ; dans ces derniers cas on peut ignorer l'existence d'un caillot pendant quelques heures ou quelques jours, lorsque tout à coup sa présence est décelée par l'inquiétude, l'anxiété, l'angoisse qui se réveillent et continuent sans cesse jusqu'à la terminaison fatale. On voit ici que, les orifices valvulaires se bouchant rapidement, le jeu valvulaire devient vite impuissant et s'arrête sans pouvoir vaincre l'obstacle ; l'autre cas qui se présente et qui selon nous donne la véritable explication de quelques morts instantanées, telles que nous en rapportons un exemple (observ. 7), c'est le cas entrevu par M. Andral (1).

Cet auteur, après avoir démontré que les polypes du cœur se détachent souvent des parois de l'organe, etc., se demande si « ainsi devenues libres, les concrétions sanguines du cœur ne peuvent pas obstruer un des orifices du cœur et devenir subitement la cause des accidents les plus graves ; » et plus loin il ajoute : « Je serais porté à croire que cette opinion se trouvera confirmée

(1) Anat. pathol., t. II, p. 341.

par les faits, qui ici, comme dans beaucoup d'autres cas,
ne se sont pas présentés parce que les recherches étaient
faites à un autre point de vue et dans un autre but. »
Si cette hypothèse pour quelques personnes ne paraît
pas justifiée dans notre septième observation (car
enfin le fait que l'orifice du cœur a été bouché n'y est
pas signalé), peut-être celles-ci trouveraient-elles une
raison suffisante pour rendre compte du genre spécial
de mort, soit dans l'état graisseux du cœur, soit dans
l'état désordonné de l'innervation, amené par l'empoisonnement diphthéritique et affectant surtout le nerf
pneumogastrique. On sait que Jenner (1) a signalé spécialement la fréquence avec laquelle l'innervation du
cœur est affectée. Tout le monde connaît du reste les
expériences de Weber qui après avoir mis à nu le nerf
pneumogastrique, l'a sectionné et a appliqué alors les
conducteurs d'un courant électrique à l'extrémité coupée
de sa branche périphérique ; l'excitation ainsi donnée
a été suffisante pour arrêter l'action du cœur instantanément.

Dans un cœur déjà malade, affaibli, dégénéré, à un
moment donné, à la suite d'un léger effort, est-ce que
la présence d'un caillot fibrineux ne suffira pas pour
produire de même un arrêt subit et définitif ? Revenons
maintenant sur les symptômes décrits. On retrouvera
dans nos observations quelques-uns des signes, déjà
donnés par Laennec, qui feront reconnaître les concrétions polypiformes du cœur antérieures à la mort, quand
elles auront un certain volume. On y verra que plus
d'une fois nous avons assisté au début brusque des ac-

(1 Diphtheria, its symptoms and treatment ; London, 1861.

cidents cardiaques, que lorsque la mort n'a pas été trop subite et que nous avons pu ausculter le cœur (obs. 5), ses bruits ont été faibles, sourds. Dans un autre exemple (obs. 2), malgré le même état du premier bruit, les battements étaient énergiques, mais le pouls était presque insensible. Quant à reconnaître si les concrétions n'existaient que d'un seul côté, nous avouons n'avoir jamais pu saisir de différence sous ce rapport. La distinction nous paraît difficile en pareil cas; car enfin comment expliquer qu'un trouble aussi grand, même n'existant que d'un côté, n'influe pas sur toute la circulation cardiaque. D'ailleurs, il faut observer que ces accidents n'ont pas toujours débuté dans les cas que nous rapportons, au milieu d'un grand calme dans les mouvements du cœur. La fréquence de ses battements, due à la phlegmasie diphthérique, était déjà considérable, son rhythme peut être un peu altéré, le passage alors d'un calme relatif seulement à un état d'agitation extrême devenait très-difficile à observer. Nous avons cherché plusieurs fois ce bruit de soufflet donné par M. Bouillaud comme signe de cas analogues, mais nous n'avons pu l'entendre en aucun cas. Peut-être y a-t-il lieu d'expliquer ce fait en disant que les maladies valvulaires sont rares chez les enfants et que plus d'une fois, chez ces derniers, il a pu y avoir confusion entre les signes fournis par des concrétions de nouvelle date et ceux qui appartenaient exclusivement à une maladie de l'endocarde existant antérieurement. La percussion, excepté dans des cas très-exceptionnels où les cavités seraient très-distendues par leur contenu, ne peut que nous donner des signes négatifs. Du côté du cœur le seul signe constant que nous avons observé consistait dans des bruits sourds, obscurs, voilés. Il est à propos de dire aussi qu'au moment où les concrétions étalées sur les valvules et leurs muscles moteurs commencent à s'opposer à leur libre jeu, les conditions ne sont plus celles qui produisent des souffles cardiaques, mais ont seulement pour effet physique d'amortir, d'étouffer les bruits normaux. Maintenant, comme nous avons vu par le résultat de nos autopsies que le mécanisme valvulaire du côté du cœur gauche est habituellement libre, on conçoit qu'il est capable de produire les deux bruits au temps et au niveau normal et qu'ainsi les sons qui proviennent du cœur ne sont généralement que modifiés dans leur tonalité.

Les caractères du pouls n'ont pas été toujours les mêmes dans nos observations. Deux fois (obs. 5, 1) nous avons trouvé de notables inégalités, la force des pulsations successives différait d'une manière très-manifeste; il y a (obs. 5) quelques intermittences éloignées; dans l'observation 1, le pouls était très-faible d'abord, il a augmenté ensuite de fréquence, mais alors, malgré la petitesse, il y avait peu d'irrégularité dans la force et le rhythme des pulsations successives. Le polype existant dans le cœur droit explique la petitesse et les autres caractères du pouls. En effet, à chaque contraction du ventricule, celui-ci, contenant une moindre quantité de sang liquide, envoie une moindre quantité de sang veineux aux poumons. Cette quantité est d'ailleurs insuffisante pour remplacer la quantité de sang revivifiée dont il se débarasse à chaque inspiration. Bientôt les cavités du cœur gauche se contractent d'une façon peu énergique sur une quantité de sang au-dessous de la normale et c'est pourtant avec cette dernière qu'il faut que le cœur gauche réponde à l'appel de tous les organes. Les vaisseaux artériels deviennent presque vides pendant la vie, et c'est à ce fait ainsi qu'au défaut d'harmonie entre l'action des deux côtés du cœur, que doivent être attribués les signes qu'on a trouvés dans les caractères du pouls.

Le développement des veines du cou a été toujours manifeste, mais pas une seule fois très-exagéré. Nous avons vu également dans ces cas la cyanose, limitée aux extrêmités, aux lèvres, aux pommettes. Mais ce qui les caractérisait spécialement pour nous était une pâleur excessive non-seulement du visage, mais des membres et de tout le tronc. Cette pâleur augmentait d'intensité jusqu'aux derniers moments de la vie.

Bien que nous ayons trouvé dans plusieurs de nos autopsies une seule ou bien les deux veines caves obturées par des caillots sanguins, nous n'avons jamais observé d'infiltration locale ou générale.

Richardson dit : « Les symptômes sont ceux d'une syncope, non pas de l'asphyxie. Les divers processus de la vie sont arrêtés à cause d'une simple absence de sang artériel, non à cause de la présence d'un sang incapable de reconstituer les tissus. » En lisant nos observations, on verra que plus d'une fois la sonorité de la poitrine nous a paru très-normale ; dans quelques cas même augmentée et présentant à une percussion exercée très-légèrement, une tonalité plus élevée que de coutume et très-appréciable.

Chez les enfants surtout, dit Richardson, on observe les symptômes les plus frappants de l'emphysème des poumons. Si dans ces cas, ajoute-t-il, on examine la poitrine avec le stéthoscope, on peut ne trouver nulle part de signes de congestion ni d'hépatisation. Ce résultat de l'examen, quand il existe, est une démonstration évidente de la présence de la concrétion. Lavirotte (1) regarde aussi la sonorité des poumons comme un signe de la présence des concrétions sanguines dans les cavités droites du cœur; cette espèce d'emphysème du poumon l'a surtout frappé.

Ce dernier fait, qui semble se rencontrer souvent, n'est pas généralement connu des auteurs. On conçoit, en effet, qu'il n'ait pas frappé beaucoup ceux qui ont écrit sur les maladies des enfants, car on sait que l'emphysème chez ceux-ci se voit dans un très grand nombre d'autopsies. Disons maintenant quelques mots d'un autre et dernier symptôme qui nous a paru de beaucoup le plus frappant. C'est une exaspération excessive de la dyspnée, sans autre cause qui puisse l'expliquer que celle que nous traitons. Hope a déjà attiré l'attention sur ce point, mais c'est encore Richardson qui en a surtout donné une excellente description. Cette dyspnée a quelque chose de particulier qui nous a frappé, comme elle en a frappé d'autres, mais qui peut aussi tromper si l'on n'y fait grande attention. Elle a lieu non pas parce que les mouvements du thorax sont sensiblement entravés, non pas parce que l'entrée de l'air dans les poumons est obstruée, car le murmure vésiculaire de la respiration s'entend très-bien, mais parce que la quantité de sang donnée par l'artère pulmonaire est diminuée. Dans une observation (2) recueillie dans le service de notre très-honoré maître M. Bergeron, il y a longtemps, un tableau saisissant de l'anxiété, de l'angoisse effroyable

(1) Congrès médico-chirurgical ; Lyon, 1864.
(2) Gerlier. Thèse de Paris, 1866.

qu'offrent ces malades a été donné. Seul, ce symptôme ne peut avoir que peu de valeur, mais lorsqu'il est réuni aux autres il acquiert une très-grande importance et peut conduire à un diagnostic à peu près certain. Le petit malade n'a pas un instant de repos. Cette lutte sans trêve a souvent donné à sa physionomie une expression de fatigue, d'épuisement. Ce facies a été très-bien décrit par Meigs. Nous-même, nous l'avons bien vu chez un de nos malades. Ici, comme dans le cas de M. Oyon (obs. 2), il y avait quelque chose de vraiment caractéristique dans l'allure. Il s'agissait de deux enfants, dont les forces, très-peu de temps même avant la mort, n'avaient pas complétement disparu, puisqu'ils se mouvaient dans leur lit, s'asseyaient, se retournaient et prenaient entre les mains leur gobelet à boire. L'oppression, la pesanteur dans la région du cœur a été sentie par le malade de Beau qui disait en montrant son cœur : « J'ai là un embarras qui s'est formé tout à coup et qui m'étouffe. » Mais l'ancien élève de Beau était un jeune homme, un étudiant en médecine, qui se rendait bien compte de ses sensations. Tel n'était pas le cas de nos petits malades qui ont souffert beaucoup, sans pouvoir indiquer le siége de leurs souffrances.

En dernier lieu, quel est donc le signe pathognomonique qui nous permettra toujours de reconnaître l'existence de caillots fibrineux dans le cœur droit? Nous n'en connaissons pas. Le signe absolu ne peut être que collectif. Les signes physiques pris à part, qui peuvent nous faire reconnaître, pendant la vie, l'existence des concrétions sanguines sont loin d'avoir un grand degré de certitude. Les résultats fournis par 'auscultation, le pouls et la percussion, ne peuvent, ainsil considérés, que nous donner des présomptions sur l'existence de caillots fibrineux dans le cœur des enfants atteints de diphthérie. Hope a professé avec raison qu'en pareil cas, l'observation ne doit pas se limiter à l'examen des troubles locaux, mais que plusieurs signes généraux doivent être consultés. En effet, n'est-il pas évident que ce n'est pas en procédant par voie d'isolement, en attachant de la valeur à tel ou tel signe plutôt qu'à tel autre, qu'on trouvera le véritable caractère de l'affection qui nous occupe, mais bien en les groupant ensemble.

Aussi nous dirons que, pour faire le diagnostic de ces concrétions intra-cardiaques, il faut regarder avec soin les signes généraux et locaux.

En résumé, les premiers sont le refroidissement des extrémités, la pâleur de la face, l'état de prostration, l'anxiété, l'agitation, le pouls faible et la dyspnée particulière.

Les signes locaux sont, quant au cœur, les battements sourds, voilés, affaiblis ; quant aux poumons, l'emphysème.

DIAGNOSTIC.

Ayant montré les signes par lesquels on peut reconnaître les concrétions fibrineuses dans le cours de la diphthérie, voyons à présent quelles sont les erreurs dans lesquelles on peut tomber, les écueils qu'il faudrait éviter.

Est-il possible de donner des signes distinctifs dans le croup diphthéritique avant l'opération de la trachéotomie, qui permettent de faire le diagnostic différentiel entre les deux cas suivants ; l'un où l'obstruction existe surtout dans le larynx et dans la trachée, l'autre où nu

obstacle à la circulation réside dans le cœur droit. Oui,
dit M. Richardson (1). Pour cet auteur distingué, les
symptômes sont très-différents et le diagnostic peut être
fait avec précision. Dans le cas d'un obstacle à la circulation, la dyspnée n'est pas causée par l'obstruction
du larynx, mais par l'anxiété particulière et les efforts
convulsifs pour respirer, qui se rattachent au manque
de sang dans la circulation pulmonaire. Dans ce cas
donc, si l'on porte le stéthoscope de l'extrémité supérieure de la trachée vers sa partie inférieure et sur toute
la poitrine, le murmure vésiculaire s'entend même avec
pureté dans toute la poitrine, de sorte que l'observateur
est autorisé à affirmer que l'expansion pulmonaire se
fait trop bien pour rendre compte de la gravité des
symptômes. En outre, le signe physique pulmonaire le
plus ordinaire dans ces exemples est celui de l'emphysème, qui est accompagné souvent chez les très-
jeunes enfants, d'une voussure spéciale siégeant dans
la paroi antérieure de la poitrine. Lorsque cet emphysème existe, il rend certain le diagnostic d'obstruction
fibrineuse et permet d'écarter complétement l'idée que
les symptômes sont le résultat d'une obstruction de la
trachée.

Ajoutons, dit-il, qu'il y a dans ces exemples des
signes précis qui indiquent l'obstacle cardiaque. De
l'autre côté, dans ces cas où la mort est réellement due
à l'apnée, qui résulte d'un obstacle dans les voies respiratoires, les symptômes diffèrent beaucoup. Il y a alors
un point quelconque dans l'arbre respiratoire où l'on
peut découvrir l'obstruction. Les poumons donnent les

(1) Medical Times, t. I, p. 330, 1856.

signes propres à la congestion, mais jamais ceux de l'emphysème. La difficulté de respirer provient d'une impuissance absolue de remplir la poitrine. Dans ce cas, en effet, le sang qui passe à travers les poumons n'est pas artérialisé et la surface du corps au lieu d'être pâle comme dans les obstructions cardiaques, prend généralement une teinte foncée et les veines turgescentes apparaissent sous la peau. Les muscles n'accomplissent plus simplement leurs mouvements physiologiques, ils sont désormais dans un état de convulsions violentes ; en même temps l'intelligence du malade est complétement absolie ; les bruits du cœur sont nets et ses mouvements quoique faibles sont rarement tumultueux. Enfin la respiration est la première à s'arrêter au moment de la mort, au lieu que dans le premier cas c'est le cœur qui la devance sous ce rapport. Nous avons rapporté les paroles qui précèdent en raison de leur grand intérêt pratique. Malheureusement les signes qu'elles nous mettent sous les yeux ne sont qu'exceptionellement aussi précis que leur lecture semblerait le faire croire. Souvent on peut être induit en erreur : car ces signes, nets, précis, peuvent être très-difficiles à reconnaître ; c'est dans le cas où il existe en même temps que le caillot cardiaque, une coïncidence fâcheuse, l'obstruction de la glotte. Il est alors fort difficile de se rendre compte de la part qui revient à l'une ou à l'autre de ces deux complications qui l'une et l'autre compromettent l'exercice de deux fonctions essentielles à la vie : la circulation et l'hématose pulmonaire. Nous croyons néanmoins qu'une observation attentive, que des questions faites à propos aux parents eux-mêmes pour tirer au clair les faits observés par eux, permet-

tront d'affirmer quelquefois l'existence de la complication funeste du côté du cœur et l'absence de la fausse
membrane dans le larynx. Dans le cas où le malade a
été opéré de croup, lorsqu'il va à peu près bien et qu'il
est pris tout à coup d'accidents formidables, peut-on
confondre ceux-ci avec des symptômes appartenant
à un autre état morbide? Comment les différencier?

Évidemment on ne penserait pas tout d'abord à des
accidents survenant du côté du larynx.

Par le fait de l'opération cet organe est mis de côté
temporairement.

Dans ces circonstances, l'attention est naturellement
portée tout d'abord du côté de la plaie, du côté de l'œsophage, ensuite vers les poumons, les reins (dans les
cas d'albuminurie), le cœur.

Du côté de la plaie, on pourrait supposer qu'une
fausse membrane venant de boucher la trachée ou la
canule plus ou moins complétement, causerait ainsi les
accidents qui se passent devant les yeux. Le début
brusque d'une anxiété extrême, d'une agitation excessive, pourrait certes favoriser cette idée, mais les yeux
suffisent généralement à reconnaître les fausses membranes dans le cas où elles bouchent la canule; si elles
sont placées plus profondément, on peut souvent les
saisir avec les pinces et les retirer; souvent aussi les
efforts énergiques d'expiration faits par l'enfant sont
assez efficaces pour les rejeter au dehors loin de la trachée, mais ce n'est pas tout, le visage en pareil cas
devient vite bleuâtre, turgescent; les yeux deviennent
saillants, hagards; en un mot l'aspect de l'enfant est
celui de l'asphysie réelle et imminente. On ne s'aperçoit aucunement de cette pâleur des traits, de cette phy

sionomie spéciale que nous avons indiquée et qui appartient selon quelques observateurs à la complication cardiaque dont il est question chez les diphthéritiques.

Peut-on croire à l'existence d'un bol alimentaire qui serait venu boucher l'œsophage en comprimant la trachée, ou bien d'un liquide ou d'un débris alimentaire qui par suite d'une parésie de l'épiglotte et de la glotte serait entré jusque dans la trachée au-dessous de la plaie? Certes pendant un moment, l'hypothèse est permise, surtout si l'enfant vient de manger ou de boire. Mais en ouvrant la bouche de l'enfant, la vue seule encore, ou aidée des doigts introduits profondément dans le pharynx, suffirait pour faire reconnaître l'erreur, si l'on n'avait pas aussi les signes asphyxiques pour se mettre sur la voie du diagnostic. Dans le deuxième cas, la toux fréquente, énergique aurait bientôt raison du corps étranger qui serait venu heurter momentanément la sensibilité exquise de la muqueuse trachéale et la substance solide ou liquide dans un effort soudain d'expiration serait rejetée par la canule.

Nous arrivons aux poumons. On sait combien sont fréquents à la suite de la trachéotomie, les accidents pulmonaires. N'ayant rien trouvé pour rendre compte des accidents observés ni du côté de la plaie, ni du côté de l'œsophage, on est amené naturellement à penser, dans les cas où les accidents se continuent, à une complication thoracique dans l'organe de l'hématose. Le début plus ou moins brusque de l'anxiété, la fréquence du pouls et de la respiration peuvent très-bien favoriser ce soupçon. La broncho-pneumonie constitue alors un des accidents les plus redoutables et qui, au début, peuvent

facilement induire en erreur, et doivent en tout cas
éveiller l'attention du médecin et l'obliger à ausculter
la poitrine avant de s'arrêter à un diagnostic ; mais
même dans les cas où la broncho-pneumonie limitée se
révèle par des signes stéthoscopiques, cette phlogose
n'explique pas tous les signes observés, tels sont la
pâleur excessive, l'anxiété spéciale, la position assise
que l'enfant prend presque continuellement, la petitesse,
l'état filiforme, les inégalités du pouls, les bruits sourds,
voilés du cœur, la mort si rapide. Dans les cas assez
exceptionnels, où les poumons restent relativement
sains, où il n'y a que de l'hyperémie pulmonaire avec
catarrhe de l'arbre bronchique, comme on l'observe si
souvent dans la diphthérie, les signes caractistériques de
la concrétion polypeuse sont plus faciles à saisir. Quoique selon la plupart des auteurs qui ont écrit sur la
diphthérie, les accidents qui se rattachent à l'urémie
soient rares, néanmoins ils surgissent quelquefois et
doivent donc entrer en ligne de compte pour rendre
notre diagnostic différentiel plus complet. C'est surtout
avec la forme respiratoire ou dyspnéique de l'urémie,
si bien décrite par M. Fournier, que le diagnostic est
à faire. Voyons en quoi consistent les accidents auxquels
nous faisons allusion.

Selon M. Fournier, le malade est pris d'une façon
assez subite, de difficulté à respirer. Bientôt cette difficulté devient une véritable anxiété respiratoire : quelquefois même cela va jusqu'à une orthopnée véritable :
la respiration s'accélère, mais elle est peu développée.
Le bruit vésiculaire est faible. Rien d'anormal dans le
poumon, ni dans la plèvre, le pouls devient fréquent, du

resté, pas de douleur, pas d'altération de l'intelligence ; tout consiste dans la dyspnée.

Enfin si ces accidents ne se calment pas, l'accès peut être mortel. Cette description pourrait faire croire un instant peut-être à l'existence d'un caillot cardiaque dans la maladie qui nous occupe. Cette dyspnée, cette anxiété excessive, la fréquence du pouls et de la respiration, l'absence de lésion du poumon, l'intelligence conservée, la mort possible, tout cela fait un ensemble imposant tout d'abord en faveur de la concrétion fibrineuse, mais il lui manque les caractères du pouls, des battements du cœur, la pâleur du corps, et puis dans le cas où on aurait le droit de supposer des accidents urémiques il faudrait d'abord trouver de l'albumine dans les urines (ce qui n'existe pas toujours dans la diphthérie), et l'idée n'en serait que plus acceptable si l'excrétion urinaire était diminuée et si l'on avait déjà noté les signes d'un anasarque, plus ou moins généralisé.

En dernier lieu, regardons du côté de la circulation : avec quoi peut-on confondre les cas de concrétions fibrineuses que nous étudions, sinon avec les thromboses ou les embolies pulmonaires. Sur quels symptômes peut-on se baser pendant la vie, pour faire dans ce cas le diagnostic différentiel ? On sait combien la difficulté est grande, presque insurmontable, dans un très-grand nombre de cas. Après la lecture des auteurs classiques qui ont écrit sur ce sujet, (Ball, Bucquoy, Raynaud), ainsi que celle du mémoire de Perroud, de la thèse de Poullet, des articles de Vernay (1) et de nos propres observations, nous croyons qu'il est impossible au-

(1) Gazette médicale de Lyon. N⁰ˢ des 13 mars et 22 mars 1868.

jourd'hui de fournir des signes, dont la valeur, au point de vue du diagnostic, puisse être absolue. La certitude, dans les observations surtout, que nous avons actuellement en vue, ne serait qu'illusoire.

La série des symptômes que nous avons discutée à propos de malades chez lequels la trachéotomie a été pratiquée, doit aussi être passée en revue si la trachéotomie n'a pas eu lieu ; mais en outre il faudrait faire ressortir dans ces derniers cas les différences qui distinguent les polypes du cœur d'avec les affections du larynx telles que le croup, le faux-croup, l'œdème et la glotte. A propos de l'observation 8, nous en dirons encore un mot. Quel diagnostic faudrait-il faire en pareil cas ?

L'état du poumon rend-il compte de cette mort presque subite ? L'état du larynx fait-il mieux comprendre ces vomissements, cette anorexie, cette pâleur extrême de tout le corps ? Nous ne le pensons pas, car ni les signes observés pendant la vie, ni le résultat de l'autopsie ne justifie à notre sens une telle explication. La cause immédiate de la mort nous paraît dans cet exemple résider beaucoup plus vraisemblablement dans le centre circulatoire lui-même. D'après les symptômes doit-on croire à un état graisseux du cœur ? On sait que la dégénérescence des fibres du cœur a pour premier effet, de diminuer l'énergie des contractions de cet organe, et que le pouls devient fréquent, filiforme, dépressible. On sait également que cette dégénérescence des fibres du cœur prédispose à la mort subite des malades qui en sont atteints ; l'observation 7 confirme ces faits, pour des cas analogues dans la diphthérie. Malheureusement, dans l'observation qui nous a été donnée par notre excellent collègue M. Fioupe, l'examen microscopique de la fibr cardiaque n'a pas été faite, partant on ne peut affirmer son état d'intégrité ou d'altération.

Quant à l'endartérite des petits vaisseaux, et l'anémie consécutive des parois du cœur, observée par M. Hayem, dans des cas de mort subite chez des convalescents de fièvre typhoïde, nous les soupçonnons peu, car nos recherches, dans bien d'autres autopsies, dont quelques-uns des sujets sont morts d'une façon plus ou moins analogue, nous ont convaincu que les vaisseaux sont sains dans la diphthérie. Laissant de côté les deux hypothèses, possibles, il est vrai, d'une dégénérescence graisseuse du cœur ou bien d'une ischémie de ses parois, suite d'endartérite, nous nous attachons plus volontiers dans ce cas à l'idée d'un désordre nerveux qui à notre avis explique le mieux la cause de la mort, car enfin nous ne retrouvons pas dans la description donnée par M. Fioupe, les caractères d'un caillot *ante mortem*. Il est certain néanmoins que cette dernière hypothèse pourrait encore être soutenue ; le pouls petit, filiforme, observé une heure avant la mort, les bruits du cœur sourds, la pâleur extrême viennent à l'appui de cette idée.

De l'autre côté, ces mêmes symptômes, lorsqu'ils sont réunis à la perte d'appétit, aux vomissements, ont été attribués par certains auteurs très-connus à une paralysie cardiaque, due à une altération fonctionnelle ou organique du pneumogastrique.

Dans cette supposition est-il acceptable de croire que le point de départ de l'action réflexe qui amène l'arrêt complet, définitif du cœur, peut être dans le caillot qui par sa présence produit une irritation assez vive de l'endocarde?

Squire (1) fait remarquer, en parlant des paralysies limitées et variables qui souvent se montrent lorsque la diphthérie est à son acmé, que celles=ci deviennent alors une nouvelle source de danger. La perte de fonction et de sensibilité, dit-il, dans les organes auxquels se distribuent les filets du pneumogastrique, ont lieu à une époque moins avancée de la maladie, que les affections paralytiques d'autres organes du corps, et de ce fait surgissent des sources spéciales de danger.

Jenner (2) dit que l'organe qui après le pharynx, fait preuve le plus fréquemment d'un état ataxique de son innervation, c'est le cœur. Il cite l'observation d'un garçon âgé de 10 ans, qui a été atteint d'une angine diphthéritique apparemment assez bénigne. Les parents croyaient l'enfant en voie de convalescence, lorsqu'il a commencé à vomir, et en même temps les battements du cœur ont diminué de nombre et sont devenus faibles. Le murmure vésiculaire était ample dans les deux poumons. Dans cet exemple, quoiqu'on ait employé sans ménagement les divers stimulants, le nombre des pulsations a continué à baisser. Elles sont arrivées, peu de temps avant sa mort, au chiffre de 24 seulement; bientôt après ce garçon est mort apparemment à cause de la cessation de l'action du cœur. Plus loin, Jenner ajoute (p. 59) : « A propos de la pathologie de l'innervation à forme ataxique, on ne sait que peu de chose. Dans quelques cas, il est probable que le pneumogastrique est surtout affecté. Cela semble démontré par l'action irrégulière des muscles du pharynx, par les vomissements, et par l'impuissance dans l'action du cœur. »

(1) Article Diphtheria, in a system of Medicine. Reynolds, p. 388, t. I.
(2) Loco cit., p. 42 et suivantes.

Contrairement (1) aux idées généralement reçues, il est aujourd'hui reconnu par quelques auteurs qu'on peut voir des exemples de paralysies post-diphthéritiques sans paralysie gutturale, et dans d'autres cas où cette dernière n'a point fait défaut, il n'est pas nécessaire qu'elle soit toujours le phénomène du début.

Ainsi donc, il n'est pas impossible que l'observation 8 soit une de celles qui confirment l'existence de la paralysie cardiaque, parmi les causes de la mort dans la diphthérie. Nous nous sommes étendu sur ces détails pour montrer qu'il y a un genre de mort dans la diphthérie, que quelques auteurs ont voulu expliquer en employant le terme de *paralysie cardiaque*. Est-ce là une espèce distincte? Y a-t-il mort aussi par concrétions cardiaques, sans concomitance de cette paralysie?

Les deux genres de mort n'en forment-ils qu'un seul qu'on peut expliquer, ou bien par une lésion nerveuse, ou bien par une lésion du tissu musculaire cardiaque lui-même?

Nous attirons l'attention spécialement sur la lenteur extrême du pouls, remarquée dans les observations de Jenner, Thompson, (2) Maingault (3). Les malades de Thompson étaient remarquables aussi par un état syncopal très-prononcé à forme rémittente. Ils ont toujours succombé dans une de ces attaques syncopales, et il faut ajouter que dans un des exemples, on a trouvé, à l'autopsie, un caillot fibrineux très-dense, auquel il attribue la mort, ainsi que cette manière spéciale de mourir avec

(1) Bailly, thèse 1872, p. 18 et 30.
(2) Medical Times, t. I, p. 23, 1860.
(3) Actes de la Société médicale des hôpitaux, 5e fascicule, 1861, obs. 40.

des syncopes successives. Dans le cas de Maingault d'autres phénomènes paralytiques ont précédé ceux qui ont amené la mort du sujet ; au contraire, dans le cas de Jenner ces symptômes prémonitoires ne se sont pas montrés.

Nous terminerons donc cette étude du diagnostic des concrétions cardiaques dans la diphthérie, en disant que les signes différentiels, entre celles-ci et les cas de paralysie cardiaque, ne sont pas toujours très précis. On voit même quelquefois l'une et l'autre de ces affections se confondre apparemment ensemble. Dans ces cas, l'existence de cette paralysie cardiaque doit rester douteuse pour nous comme entité morbide particulière.

Dans quelques-uns au contraire, qui se sont manifestés très-nettement avant la mort par des signes convaincants, nous croyons pouvoir dire que les faits prouvent abondamment sa réalité ; tels sont ceux de Jenner, de Maingault déja invoqués, et d'autres rapportés par Perate (1), Billard (2) et Bissel (3).

PATHOGÉNIE.

La cause prochaine de la coagulation du sang a été depuis fort longtemps un des problèmes qui ont le plus vivement intéressé l'esprit de recherche des physiologistes. Jusqu'à présent cette question difficile est restée, il faut bien le dire, sans réponse satisfaisante, ce qui a fait que plusieurs auteurs recommandables n'ont voulu y voir que son côté pratique.

C'est de cette façon que nous voudrions aussi l'en-

(1) Thèse de Paris, 1858.
(2) Gazette médicale, 1865, p. 336.
(3) Cité par Bailly, thèse 1872.

visager, en essayant de nous rendre compte de quelques-unes des conditions dans lesquelles ont lieu les concrétions.

En considérant ces conditions à un point de vue général, afin de les retrouver dans de nombreuses et très-diverses maladies, les auteurs sont arrivés à dire que les concrétions sanguines se forment sous l'influence de causes toutes mécaniques ou bien sont le résultat de modifications vitales qui résident surtout dans les altérations du sang, et qui sont d'une appréciation beaucoup plus difficile. Parmi les premières on a signalé toutes les lésions organiques du cœur, tous les obstacles du côté de la circulation pulmonaire, et par analogie, dit M. Raynaud, on peut ajouter à cette liste les lésions possibles des nerfs pneumogastriques.

Dans la deuxième catégorie, on a à considérer les changements auxquels la fibrine du sang est sujette dans des états divers de maladie, et spécialement ces changements qui amènent son passage à l'état solide pendant la vie. Reportons-nous à présent aux observations dont il s'agit dans cette thèse, et analysons-les au point de vue qui nous occupe. Peut-on attribuer les concrétions cardiaques au fait de l'endocardite? Oui, lorsqu'elle existe, car d'une part l'endocardite forme obstacle au cours du sang et favorise sa stase, d'autre part cette inflammation de la membrane interne du cœur, a pu donner au sang lui-même une plus grande tendance à la coagulation. Mais l'endocardide n'a été trouvée qu'un nombre très-limité de fois dans nos autopsies, et dans la majorité des exemples que nous donnons, elle manque absolument. Ajoutons aussi, que plus d'une fois où la concrétion fibrineuse existait uni-

quement dans le cœur droit, c'était évidemment la valvule mitrale qui était la plus affectée, et la valvule auriculo-ventriculaire du côté droit, paraissait parfaitement
saine.

Meigs (1), n'ayant pas trouvé d'endocardite dans les
exemples qu'il a vus, et afin de pouvoir les expliquer,
se demande si, dans des cas semblables, un changement particulier n'a pas lieu dans la constitution des
tissus ou des fluides, ressemblant plus ou moins à celui
qui donne lieu à la fausse membrane diphthéritique
des surfaces muqueuses. Il suppose que, dans certains
cas de diphthérie, grâce à une puissance ou à une action
analogue, les concrétions sont produites à l'intérieur
des cavités cardiaques.

À cela nous répondrons que nous avons fait des coupes de l'endocarde plusieurs fois, nous les avons re-
gardées au microscope, mais jamais nous n'avons eu la
moindre raison de croire à une lésion de l'endocarde,
semblable à celle des muqueuses malades. L'altération
de la fibre cardiaque, que nous avons observée dans
plusieurs de nos examens histologiques, nous paraît
être une cause qui favorise très-évidemment la coagulation cardiaque, car, par suite de la diminution de force
de contraction dans les parois, le sang est retardé dans
son cours, stagne et se solidifie dans le cœur. Dans deux
cas nous avons trouvé les poumons sans trace de broncho-pneumonie, dans les autres cas il y avait des lobules de poumon, plus ou moins nombreux, atteints de
cette maladie. Faudrait-il voir dans la présence de cette
obstruction du côté des voies respiratoires, très-peu

______

(1) The American journal of the medical sciences. Avril 1864.

étendue dans un certain nombre de cas, une raison suffisante pour expliquer les caillots fibrineux siégeant du côté du cœur droit?

Nous ne le pensons pas ; ne voit-on pas en effet fréquemment des maladies pulmonaires qui par les altérations qu'elles déterminent, apportent quelque obstacle au cours du sang, sans que pour cela il se forme de véritables concrétions sanguines. Mais, dira-t-on, la pneumonie lobulaire agit surtout en élevant le chiffre de la fibrine et c'est à ce fait que doit être attribuée principalement cette tendance, très-marquée à la coagulation. La réponse à cette objection serait difficile si nous avions affaire à une pneumonie franche ; mais la nature de la broncho-pneumonie est-elle la même ?

A ce propos nous citons volontiers M. Damaschino (1). « Quant à la forme mamelonnée, dit-il, les lésions anatomiques sont encore moins nettement phlegmasiques ; ici, l'exsudation fibrino-purulente n'est presque jamais observée..... les vésicules sont le plus souvent remplies d'épithéliums altérés ; en un mot, les lésions de la forme mamelonnée sont celles d'une phlegmasie ordinairement catarrhale du poumon. »

A la page 32, il a écrit déjà les lignes suivantes : « Le sang, dans la broncho-pneumonie, n'offre pas la tendance remarquable à la coagulation qu'il présente dans la pneumonie franche. Le plus souvent les cavités cardiaques et vasculaires sont remplies d'un liquide noirâtre ou d'un brun violacé, en général poisseux. »

Nous croyons donc avoir raison en disant que la pneumonie lobulaire à forme circonscrite n'explique pas

(1) Thèse citée, p. 130-131.

l'arrêt circulatoire, même partiel, dans le cœur et le dépôt de la fibrine. Nous avons montré, vers la fin de ce chapitre que M. Jenner considérait un certain nombre des morts qui ont lieu dans la diphthérie, comme dues à une lésion fonctionnelle ou organique du nerf pneumogastrique, et nous avons vu que Thompson, dans des cas dont les symptômes étaient presque semblables, avait trouvé à l'autopsie des concrétions cardiaques. Essayons d'expliquer ces cas.

On sait que l'innervation du cœur comprend trois éléments : 1° les ganglions intra-cardiaques, ou élément actif; 2° le nerf vague, ou élément modérateur; 3° les centres bulbo-médullaires ou auxiliaires.

L'intermédiaire de ces centres et du cœur est le nerf grand sympathique, qui n'est qu'un nerf de transmission. « Tandis que tous les nerfs, dit M. le professeur G. Sée (1), excitent les contractions des muscles de la vie animale, le nerf vague, diminue tous les modes d'énergie du cœur et détermine finalement une véritable paralysie de l'organe. Cette excitation, qu'on peut appeler paralysante par ses résultats, peut du reste se manifester par suite d'une action réflexe; ainsi une douleur vive peut arrêter le cœur (Bernard); une percussion vive sur l'épigastre peut agir de même (Goltz). » Ces faits ne suffisent-ils pas pour montrer que la présence d'un coagulum dans le cœur peut, à la suite d'une légère excitation, du moindre effort, transmettre par le nerf vague une irritation directe qui entraîne l'action centrifuge, paralysante et l'arrêt subit du cœur. Cette action se conçoit-elle si les pneumogastriques sont en vérité altérés dans leur structure intime?

(1) Du sang et des anémies, p. 210-211; 1867.

Quant à la formation de ce coagulum, ne sait-on pas, d'après les expériences de Mayer (de Bonn), de Longet, de Blondet, qu'on peut produire à volonté des concrétions fibrineuses dans les cavités du cœur, en liant ou en coupant les nerfs pneumogastriques. En même temps les battements du cœur s'accélèrent, ils sont tremblotants, inégaux et moins énergiques que dans les conditions physiologiques ordinaires, ce qui nous permettra de dire qu'il est possible que l'empoisonnement diphthéritique puisse, à un moment donné, troubler l'action cardiaque d'une façon plus ou moins analogue et produire ainsi quelques-uns des effets fournis par l'expérimentation.

Mais toutes ces causes ne sont évidemment que prédisposantes, et pour qu'elles agissent, il faut que le sang soit dans des conditions favorables à la coagulation.

Les polypes fibrineux se forment surtout, disent les auteurs, lorsque la proportion de fibrine est augmentée, et leur formation devient plus difficile et même impossible toutes les fois que la fibrine descend au-dessous de sa moyenne normale. Dans laquelle de ces deux catégories se trouve la diphthérie?

Malheureusement l'analyse chimique du sang des diphthéritiques est encore à faire, et on ne peut rien affirmer quant à la proportion absolue on relative de fibrine qui entre dans sa composition.

Beau, il est vrai, a attribué la formation de la concrétion cardiaque qui a causé la mort, à la fibrine qui devient assez prédominante sur les globules dont le nombre a diminué peu à peu, par suite de l'anorexie, de la diète ou des émissions sanguines, pour rendre le sang coagulable. Mais l'analogie ne nous semble pas favorable à cette manière de voir. Car on sait fort bien aujourd'hui, depuis les dernières recherches hématologiques de Becquerel et Rodier (1), que la quantité de fibrine est diminuée bien souvent dans les pyrexies. Ce sont surtout les fièvres à formes graves qui permettent de constater le chiffre amoindri de la fibrine, et c'est ainsi qu'on a expliqué la fluidité et la liquéfaction du sang, la tendance aux hémorrhagies qu'on a signalée dans certains cas; et par là, sans doute aussi, la rareté des concrétions sanguines qui occupent le cœur dans ces maladies.

Aujourd'hui on va plus loin pour donner la raison d'être des affections hémorrhagiques, et la diminution de la fibrine ne suffit pas pour les caractériser. Ainsi, dans cette forme hémorrhagique si souvent mortelle de la variole, outre l'abaissement énorme de la fibrine, on trouve aussi la paralysie des globules, et c'est à la suite de cette double altération, dit M. Huchard (2) que les petits vaisseaux subissent alors promptement la dégénérescence graisseuse, finissent par se rompre et donner passage au liquide sanguin. D'après Bouchard (3). Hoffman explique pareillement les hémorrhagies qui s'effectuent dans le cours de la fièvre typhoïde.

La paralysie des globules sanguins, la perte de leurs fonctions respiratoires, n'étant pas un fait spécial, mais se retrouvant dans divers empoisonnements et dans certains cas de maladies infectieuses, épidémiques, existe-t-elle aussi dans la forme grave de la diphthérie?

Nous ne le pensons pas, car nous n'avons jamais trouvé

(1) Traité de chimie pathol. Paris, 1854, p. 124
(2) Thèse de Paris, 1872.
(3) Thèse d'agrég., 1869.

l'altération des petits vaisseaux dans cette dernière maladie, et puis la manière de mourir n'est pas la même.

« Les petits malades qui meurent dans la diphthérie toxique, d'une manière subite, tout à coup, sans cause appréciable, deviennent d'une pâleur excessive, s'affaissent et meurent » (1).

Ce n'est pas là le tableau de l'asphyxie que nous offre la mort qui survient dès le début dans les varioles hémorrhagiques, et pourtant dans ces derniers cas il y a un sentiment d'angoisse considérable, une dyspnée très-accusée, que les résultats négatifs de l'auscultation des poumons ne peuvent expliquer. . . . .
A l'autopsie, on trouve « le sang diffluent, peu coagulable, imprégnant facilement la face interne du cœur » (2).

L'inspection du cœur des diphthéritiques, dans nombre de cas du moins, ne permet pas de constater des faits semblables.

Comment alors expliquer les concrétions cardiaques?

Ne sait-on pas que, dans certaines maladies où les proportions physiologiques de la fibrine sont demeurées au-dessous du chiffre normal, il existe néanmoins une tendance marquée à la coagulation, un état particulier qui la prédispose à se précipiter. C'est à cette disposition spéciale que Vogel a donné le nom générique d'inopexie.

On peut donc se demander si l'inopexie n'apparaît pas quelquefois dans la diphthérie et n'est pas la source des concrétions qui se forment dans le cœur. Peut-être faudrait-il chercher l'explication jusqu'à un certain

(1) Reger et Peter. — Dict. encycl., t. V, p. 35.
(2) Huchard. — Thèse citée.

point de la fréquence avec laquelle se sont montrées ces concrétions cardiaques, dans une influence saisonnière particulière?

TRAITEMENT.

Y a-t-il moyen d'empêcher la formation de ces concrétions fibrineuses dans le cœur, pendant le cours de la diphthérie? Peut-on agir efficacement contre elles pour les faire dissoudre ou les faire disparaître une fois qu'elles sont produites? Ce sont là les deux questions importantes qu'il s'agit à présent de résoudre.

D'une manière générale on sait que les alcalins, les boissons mucilagineuses et délayantes, les saignées même, ont été préconisés dans les temps passés par la plupart des auteurs classiques, contre les maladies fébriles, accompagnées d'une trop grande plasticité du sang, due, a-t-on dit, à un excès de fibrine dans sa composition. Parti de cette idée de la plasticité du sang qu'on croyait être la cause de ces dépôts fibrineux cardiaques, lorsqu'ils avaient lieu dans la pneumonie, la pleurésie et les autres maladies inflammatoires, qu'en outre les moyens ci-dessus nommés, joints aux révulsifs, aux dérivatifs, etc., étaient les remèdes spécialement indiqués pour les guérir, on conçoit combien était fréquent leur emploi. Mais aujourd'hui que les doctrines physiologiques ont avancé, en changeant quelquefois entièrement d'aspect, elles ont changé, au point de vue du traitement, les opinions jusqu'alors admises. Les uns disent faiblement que peut-être il y aurait raison de continuer le traitement par les déplétifs, les spoliateurs, tels que la saignée, dans l'espoir d'éviter ainsi cette fâcheuse complication d'une maladie inflammatoire; d'autres n'ont jamais obtenus plus de résultats avec cette médication antiphlogistique qu'avec d'autres (Grisolle) ; un troisième groupe affirme que la saignée est une cause directe, prochaine, pour amener un état inverse de celui qu'on désire : c'est-à-dire le dépôt de fibrine dans le cœur, et rejette ce mode de traitement de la façon la plus formelle (Richardson); d'autres encore abandonnent presque l'idée de toute espèce de traitement, croyant apparemment à son inutilité absolue (Bucquoy). Voilà pour le traitement dans les cas où les caillots fibrineux compliquent un état inflammatoire nettement dessiné. Mais comment agir dans le cas de diphthérie toxique, où le sang a une tendance à passer à l'état de sang dissous, comme dirait Huxham, ou d'autre part dans certains cas, à se figer dans le cœur avant la mort et à produire les accidents que nous avons signalés?

Evidemment, à cause de l'état général du malade, à cause du besoin qu'il a, à un si haut degré, de garder les forces qui lui restent, il ne faudrait pas recourir à la saignée, quelles que soient les idées du praticien sur l'efficacité de son usage dans d'autres circonstances. Pourrait-on alors employer les alcalins comme agents prophylactiques contre la fâcheuse coïncidence que nous craignons? Mais d'abord dans quels cas se montre-t-elle? Quel est le genre, quels sont les caractères spéciaux de l'affection diphthéritique qui peuvent la faire deviner et qui permettront d'agir contre? Nous savons seulement que c'est un accident grave, déplorable, qui peut surgir à une époque quelconque de la durée de la maladie. Mais cet accident n'a pas toujours lieu ; il est, au contraire, relativement assez rare par rapport à d'autres complications graves de la diphthérie, telles que la broncho-pneumonie ou l'albuminurie.

Est-il donc permis d'employer le traitement prophylactique dans tous les cas, parce qu'on a lieu dans quelques cas de craindre qu'un caillot fibrineux ne se forme dans le cœur et n'amène presque fatalement la mort? Oui si le mode de traitement n'avait pas d'inconvénients sérieux à d'autres points de vue, si en somme il pouvait entrer raisonnablement dans le traitement d'autres symptômes communs de la maladie. Mais nos connaissances actuelles nous montrent qu'il n'en est pas toujours ainsi, et que dans certains cas le traitement par les alcalins peut être nuisible. Voici une médication antiplastique par excellence, il est vrai, mais aussi nullement fortifiante, une médication qui déprime et appauvrit l'organisme, à un degré marqué, lorsqu'on la prescrit à des doses véritablement actives pendant quelque temps, et on voudrait l'appliquer au traitemen de la diphthérie ! C'est complétement contre-indiqué à notre sens. Les enfants en effet qui sont gravement atteints de cette affection terrible ont besoin de stimulants, de toniques, d'un régime reconstituant, réparateur.

Donc, nous écartons le traitement alcalin à titre de prophylactique, d'autant plus que, dans le traitement de la diphthérie, nous ne pouvons agir contre la cause intime de l'inopexie, car nous ne la connaissons pas. Que faire alors? Dans la croyance que la dégénérescence du cœur survient quelquefois, ou en supposant qu'il existe une lésion fonctionnelle ou organique du pneumogastrique, ne doit-on essayer de combattre ces lésions, qui sont évidemment des causes prédisposantes de la thrombose cardiaque. Afin de régulariser la circulation, de réveiller, de fortifier la contractilité cardiaque; quel meilleur moyen y a-t-il que la digitale? Afin de stimuler les nerfs du cœur, d'empêcher ainsi l'état syncopal, les paralysies qu'on a toujours à redouter, afin de donner de l'appétit, de prévenir les vomissements et la diarrhée, nous conseillons avec Jenner la poudre de noix vomique, ou la strychnine sous une autre forme. Nous croyons, d'après quelques faits observés attentivement, parmi lesquels se trouvaient deux guérisons, dont l'un est sorti il y a déjà quelques semaines (obs. 9), et dont l'autre se trouve encore dans nos salles, mais dont la plaie est presque fermée (25e jour de l'opération), que ces médicaments, employés à propos, pourraient être vraiment utiles.

Naturellement, il faut en outre, dès qu'un enfant est atteint de diphthérie, employer tous les moyens hygiéniques et autres qui paraissent pouvoir amener à bonne fin la maladie générale et aussi dans le plus court espace de temps possible. Ces moyens sont indiqués dans les ouvrages récents.

Abordons la question du traitement curatif des concrétions fibrineuses. Ici encore nous ne voulons pas de saignées, pour les motifs déjà mentionnés. Nous ne croyons pas non plus l'utilité, dans la majeure partie des cas, du traitement alcalin; car même en admettant son influence lorsqu'il a été mis en usage assez longtemps avant le début des accidents, .comment croire à son efficacité lorsque les accidents de la thrombose cardiaque ont commencé? Ce serait trop tard, et presque fatalement la mort arriverait avant que les médicaments eussent pu être de quelque service réel. Dans les cas exceptionnels seulement, où le traitement alcalin aurait eu le temps d'agir contre le dépôt fibrineux, on pourrait en espérer peut-être une action bienfaisante. Mais, en fin de compte, ce traitement par les alcalins n'agit que contre l'état pathologique du sang , et nullement contre les autres conditions, presque aussi puissantes à produire des concrétions fibrineuses dans la diphthérie.

Que dire en dernier lieu du traitement chirurgical? Richardson a indiqué un moyen pour terminer expéditivement les accidents dus au caillot. Il propose, dans les cas désespérés, d'introduire un crochet par une ouverture faite à la veine jugulaire externe droite, jusque dans l'oreillette droite et qu'on retire ensuite par le même chemin une partie ou tout le caillot. Nous ne nous refusons pas à croire que ce mode d'opération puisse, en pareil cas, avoir de bons résultats chez les animaux. Mais, chez de petits enfants, nous croyons que l'opération est telle qu'on pourrait sans doute la tenter, mais seulement dans les cas où on est absolument sûr du diagnostic et même alors il faudrait que la mort semblât bien proche pour qu'on se décidât à la pratiquer. Supposons encore le cas d'un enfant qui présente des signes réellement dus à l'existence d'un caillot fibrineux dans le cœur, et non pas à l'obstruction de la glotte ou de la trachée, faut-il recourir à l'opération de la trachéotomie? Non, car en pareil cas elle serait plus qu'inutile, elle serait dangereuse; elle ne peut rien, en effet, contre l'arrêt circulatoire et ne ferait qu'empirer l'état du malade, déjà si grave, et hâter en quelque sorte sa mort prochaine.

Supposons maintenant le cas d'un enfant qui porte en même temps une diphthérie et un caillot fibrineux dans le cœur droit. La diphthérie a déjà fait un dépôt de fausses membranes dans la trachée et dans le larynx, et ce dépôt peut ajouter momentanément à la dyspnée, à l'anxiété manifestées par l'enfant. Dans un cas semblable faut-il opérer? Le cas est difficile; évidemment si on ouvre une voie libre à l'entrée de l'air dans les poumons, on enlève du coup l'embarras qui vient de l'état du larynx, mais sera-ce suffisant pour sauver l'enfant? Non, car le cœur est plein d'un dépôt fibrineux et c'est l'existence de ce dernier qui amènera presque fatalement la mort. Mais, dira-t-on, notre cas est une hypothèse, elle ne s'observe pas. Si, elle existe, notre observation 2 le démontre d'une manière évidente et en voici encore la preuve. « On m'a appelé, dit M. Smith (1), pour un enfant âgé de 6 ans, qui souffrait du croup et était malade depuis trois jours.

« La respiration était très-laborieuse, l'enfant faisait de grands efforts pour avoir de l'air et ne parvenait pas à mouvoir le thorax; le visage était pourtant très-pâle et les lèvres n'étaient pas bleues. Le pouls était extrêmement rapide et petit. On a demandé mon avis à propos de la trachéotomie. Je n'ai pas trouvé le cas favorable. L'opération n'a pas été faite, et l'enfant est mort une heure après. A l'autopsie, voici ce qu'on a trouvé; on voyait s'étendre entre l'oreillette droite et le ventricule droit un dépôt ferme; un autre caillot fibrineux se trouvait à l'entrée de l'aorte. Les poumons étaient sains, mais le larynx était tapissé d'une fausse membrane, ainsi que la trachée. Le larynx était rétréci notablement. »

Faisant ses réflexions sur cette observation, M. Smith

(1) Medical Times, t. II, p. 617.

dit qu'il lui a semblé que, si la trachéotomie avait été
faite dans ce cas, l'existence du coagulum dans le cœur
aurait empêché la guérison, même dans le cas où l'obstruction du côté de la trachée aurait été supprimée. On
voit qu'il est bon d'être familier avec ces exemples, car
d'une part, au point de vue du pronostic, ils nous em-
pêcheront d'avoir dans certains cas un espoir trompeur,
d'autre part, au point de vue du traitement, de croire
chez certains enfants atteints de croup, en même temps
que de caillots fibrineux, que la trachéotomie puisse
être le véritable moyen de sauver la vie.

Malheureusement dans des cas semblables, elle doit
sûrement manquer d'effet, car il y a d'autres influences
fatales qui travaillent alors, que le bistouri ne peut
atteindre, et que la respiration la plus parfaite ne peut
éloigner. La connaissance de l'existence des concrétions fibrineuses dans le cœur peut donc nous empêcher
quelquefois, espérons-le, de recourir à une pratique
inutile et partant nuisible.

Ces caillots fibrineux peuvent-ils guérir? Oui, car
Legroux, Bouillaud, Barth, Roger, Racle ont cité des
cas de guérison. Armand (1) en cite un autre, Meigs y
croit et mentionne une autopsie, où la disposition du
caillot montrait déjà un commencement de désagrégation de sa substance. L'opinion de Virchow est que les
gros thrombi, tels que l'on les rencontre dans l'artère
pulmonaire, peuvent se ramollir et que les petites mo-
lécules sont transportées au loin dans les petites artères.
Là elles causent divers accidents, tels que les inflamma-
tions métastatiques et les suppurations. Mais Meigs se

____

(1) Des concrétions polypeuses du cœur. Paris, 1857.

demande s'ils ne peuvent pas être résorbés, après
avoir subi la dégénérescence graisseuse sans passer par
les changements inflammatoires, nécessaires, décrits par M. Virchow et qu'on suppose être la source
des accidents métastatiques. Quant aux caillots cardiaques, Virchow ne dit pas s'ils subissent ce travail de
désagrégation ou de résorption, et d'après les observations que nous avons pu lire, nous croyons que c'est là
un moyen de guérison possible, mais malheureusement
tout à fait exceptionnel.

CONCLUSIONS.

Nos observations et la lecture de nombreux auteurs
nous amènent à ces conclusions:

1° Que la thrombose cardiaque est une complication
assez fréquente de la diphthérie.

2° Que les coagulums fibrineux, élastiques, entortillés
entre les valvules, ou qui adhèrent intimément aux
parois du cœur, se forment avant la mort.

3° Qu'ils se développent souvent en dehors de l'agonie, chez les enfants qui sont loin d'être arrivés à l'extrême faiblesse ; car on les a reconnus plusieurs fois
quand l'enfant paraissait en convalescence, alors que
tout faisait prévoir une guérison prochaine.

4° Qu'ils donnent lieu à des symptômes très-graves
qui peuvent en faire soupçonner la présence.

5° Que le diagnostic de ces concrétions a de l'importance, au double point de vue du pronostic et du traitement, puisque d'une part, leur existence dans le cours
de la diphthérie rend la terminaison fatale presque cer-

taine; et que d'autre part elle rend inutile au moins dans quelques cas l'opération de la trachéotomie.

6° Que les caillots polypiformes sont fréquemment la cause prochaine de l'état très-grave dans lequel se trouve le malade et non le résultat de cet état lui-même.

7° Que la mort peut survenir d'une manière subite, immédiatement après le début des accidents, ou bien après un état d'anxiété, d'angoisse, plus ou moins long.

OBSERVATION I.

Diphthérie laryngienne (croup). — Opération. — Mort. = Autopsie.

Le nommé Gouvenel (Louis), âgé de 2 ans 1/2, est entré à l'hôpital Sainte-Eugénie, salle Saint-Joseph, dans le service de M. Bergeron, le 9 avril 1872, à 10 heures du soir.

10 avril matin. — L'enfant a été nourri au sein jusqu'à 15 mois ; habituellement bien portant ; assez sujet cependant à des catarrhes des voies respiratoires ; cédant assez vite d'ordinaire à l'emploi de l'ipéca. Il a été pris, il y a quatre jours de fièvre et de toux. Celle-ci est devenue croupale dans la journée du 7 avril. Avant-hier la voix s'est éteinte et les accidents de suffocation ont commencé à se produire. Il ne semble pas que jusqu'à hier soir on ait constaté rien d'anormal du côté du pharynx. L'enfant a été traité par les vomitifs coup sur coup sans résultat appréciable. Amené hier, 9 avril, à 10 heures du soir, en état d'asphyxie commençante, il a été opéré immédiatement. Un peu d'agitation dans la nuit. Pouls 128. Coloration des joues, des lèvres et des mains légèrement vio-lacée. R. 60. — L'enfant paraît fatigué, affaissé : pas d'engorge-ment ganglionnaire ; pas d'empâtement sous-maxillaire. Expansion vésiculaire très-ample, sans râles et sans souffle. Le tronc porte des macules multiples, indiquant une évolution rubéolique récente. Rougeur du pourtour de l'isthme sans exsudation. Langue humide, blanche sur le limbe ; diarrhée.

Traitement. — Julep gommeux avec rhum.

Soir. P. 120; très-faible, inégal. R. 72, très-précipitée; impossible d'ausculter l'enfant à cause de son agitation extrême. La sœur raconte que, plusieurs fois dans la journée, l'enfant se serait jeté en bas de son berceau si l'infirmière n'était accourue pour l'en empêcher de le faire. A peine s'il y a eu quelques moments de tranquillité. L'enfant se découvre constamment, tourne et retourne dans son lit et paraît avoir une inquiétude des plus marquées. Il demande à boire constamment et a pris une grande quantité de lait. La respiration est silencieuse. La canule gargouille à peine. Une seule selle dans la journée. Impossible d'avoir les urines, l'enfant urine sous lui. Pas d'expectoration de fausses membranes.

Le 11 matin. L'enfant est complétement cyanosé, froid. Pouls 162, presque insensible. R. 52. L'enfant a bu beaucoup de lait et la diarrhée à persisté (deux selles dans la nuit) ; il a accepté la potion alcoolique. L'expansion vésiculaire est un peu moins large à droite qu'à gauche ; on entend à peine quelques râles et toujours plus de rudesse au sommet droit, pas de dépression abdominale. Température 39°,1. Les extrémités sont froides, mais cela s'explique, car l'enfant se découvre à chaque instant. Revenu près de lui, une heure après la visite on le trouve avec la tête au pied de son lit, ayant jeté ses draps de côté. Il frappe le lit avec ses membres ; il change continuellement de place. L'angoisse à laquelle il est en proie dure donc toujours. A l'auscultation, on trouve les battements du cœur sourds, affaiblis ; pas de souffle ni d'intermittences notables (il est vrai que l'on entend mal les bruits du cœur à cause de ses inspirations fréquentes et pour cette raison non tout à fait silencieuses). Matité précordiale évidemment augmentée en étendue. Peut-être même y a-t-il un peu de voussure de ce côté. On ne voit pas le soulèvement de la pointe, et en palpant à la région où elle doit se trouver, on éprouve la sensation de son choc, mais d'une façon peu accentuée. Le soulèvement costal est considérable, mais la dépression au creux épigastrique reste toujours peu manifeste et les parois abdominales se soulèvent comme à l'état normal, quoique beaucoup plus fréquemment. Les urines contiennent une quantité notable d'albumine.

Soir. P. 180. R. 72. T. 40°. Visage très-pâle, au front surtout ; lèvres et pommettes toujours cyanosées. Peau du tronc et des membres d'une pâleur très-grande ; les extrémités des doigts et des pieds ont une teinte un peu bleuâtre. A la percussion de la poitrine surtout à la région moyenne et aux deux bases en arrière, on trouve une sonorité parfaite, peut-être même exagérée. Ni râles, ni souffle. En avant, sous les clavicules, la sonorité est égale des deux côtés et n'est certainement pas diminuée. Dans les régions sous-claviculaires de chaque côté le murmure vésiculaire est ample, sans râles. Les bruits cardiaques n'ont pas varié depuis le matin, si ce n'est pour augmenter en fréquence. Ils sont toujours très-sourds, sans souffle. Le pouls, en dépit de sa très-grande fréquence et de sa petitesse, est régulier.

L'enfant a pris une grande quantité de lait dans la journée et a eu deux selles diarrhéiques. La peau est plus chaude que ce matin, surtout les extrémités qu'il garde davantage sous les couvertures. A l'heure de la visite il est moins agité que pendant la journée et, quoique sans doute affaibli par ses efforts, garde encore assez de forces pour se retourner vivement et assez fréquemment dans son lit. Il est resté sans canule trois heures dans la journée. L'enfant frappe souvent ses lèvres l'une contre l'autre. La soif est très-vive. Il urine abondamment sous lui. L'enfant est mort à 1 h. du matin.

Autopsie, faite le 12 avril 1872, treize heures après la mort.

Cavité thoracique. — *Plèvres.* — Rien dans leur cavité, quelques adhérences à gauche entre la plèvre viscérale et la plèvre costale.

Poumons. — S'insufflent facilement et en majeure partie. A l'extérieur, sous la plèvre on voit un certain nombre de petits nodules, gros comme une noisette, noirâtres, denses, résistants, disséminés dans les deux poumons. A la coupe ces nodules laissaient sortir un peu de sang foncé, évidemment extravasé. Quelques-uns étaient très-denses et allaient au fond de l'eau. Excepté ces petits nodules, les poumons étaient crépitants, s'insufflaient parfaitement et surnageaient même après une pression vigoureuse. A l'ouverture de la trachée, l'incision est bien faite. L'épiglotte est rouge, injectée sans être notablement gonflée, ni infiltrée, de même pour les replis aryténo-épiglottiques. Le larynx paraît presque normal. La muqueuse n'est que légèrement injectée, les cordes vocales sont intactes. Pas de trace de fausses membranes sur l'épiglotte, le larynx ou la trachée. A peine si l'on aperçoit quelques mucosités trachéales. A l'ouverture des grosses bronches on trouve plus d'injection de la muqueuse et quelques petits débris de fausses membranes qui se détachent facilement. Ces fausses membranes ne se voient plus dans les petites et moyennes bronches. Il y a eu relativement une très-petite quantité de mucosités spumeuses sécrétées par la muqueuse bronchique. Ecchymoses nombreuses sous plèvre et dans le tissu cellulaire qui entourait l'œsophage et la trachée. Quelques ganglions bronchiques, volumineux, caséeux, d'autres moins gros, ramollis, violets. *Le péricarde* contient une très-petite quantité de liquide citrin.

Cœur : assez bon volume, ainsi que la couleur. *Caillot fibrineux*, résistant, aplati, avec prolongement du côté de l'artère pulmonaire et de l'oreillette droite, remplit le ventricule droit. Ce caillot est très-adhérent aux parois et s'en détache difficilement. Le prolongement pulmonaire est certainement beaucoup rétréci au-dessous de l'insertion des valvules sigmoïdes. Au niveau (des valvules) le caillot présente à sa surface l'impression très-nette des valvules sigmoïdes, mais il n'y a pas de prolongement fibrineux à proprement dit dans *les nids valvulaires*. Ce prolongement dépasse de plusieurs centimètres la division de l'artère pulmonaire. Il est rond, solide, fibrineux, occupant le centre du vaisseau. Il y a du sang noirâtre à l'état de gelée autour de lui, au niveau et au-dessus de l'orifice artériel (courant sanguin). Le prolongement du côté de l'oreillette est aplati, en grande partie fibrineux (avec quelques points teints de globules sanguins sur la partie déclive), très-adhérent aux parois et remplissant entièrement l'auricule et une partie de l'oreillette. Pas de caillots dans la veine cave inférieure, mais il y en a de très-visibles qui s'étendent dans la veine cave supérieure, et qui vont jusque dans les veines du cou de chaque côté. Ceux-ci sont en partie cruoriques et ne remplissent pas entièrement le calibre des vaisseaux.

Cœur gauche : Le ventricule contient une très-petite quantité de sang noir à l'état de gelée fixée dans les insertions des piliers tendineux à la valvule mitrale. Dans l'oreillette gauche on trouve un caillot de moyen calibre, cruorique en grande partie, sans adhésions; il y a aussi un prolongement de petit calibre effilé du côté de l'aorte, celui-ci est recouvert d'une couche de fibrine. Les veines pulmo-

naires sont également en partie bouchées d'une façon semblable.
Les veines des parois cardiaques sont gorgées de sang. Valvules
cardiaques saines. Les parois vasculaires à la base du cœur n'offrent
rien à signaler. Tissu cardiaque pâle à la coupe, assez friable. Les
cavités ne semblent pas dilatées. Les artères coronaires ne contiennent pas de caillots.

Foie et reins résistants, très-anémiés, quelques ecchymoses à la
surface du foie. *Rate* moyen volume, ferme. Vésicule biliaire très-
distendue. Intestin coloré par la bile. Un peu de liquide jaunâtre
dans la cavité peritonéale. *Intestins* énormément distendus par des
gaz. *Estomac* contient du lait moitié digéré. *Ganglions mésentériques*
volumineux, caséeux, non ramollis (on a trouvé quelques tuber-
cules miliaires dans le parenchyme pulmonaire, ainsi que dans la
rate).

Examinées au microscope à l'état frais, les fibres cardiaques en
présentent un certain nombre qui ont subi la dégénérescence granuleuse. Les stries sont peu nettes, même dans les fibres qui ne
sont pas ainsi altérées. Les parois des vaisseaux coronaires sont
saines. L'endocarde est sain. Parmi les fibres musculaires de la vie
de relation quelques-unes ont perdu leurs stries, dans d'autres,
les bords sont souvent sinueux; les fibres paraissent hypertro-
phiées.

OBSERVATION II.

Recueillie dans le service de M. le Dr Barthez par notre excellent
ami, M. Oyon.

Marie D..., âgée de 9 ans, entre le 6 mai 1872, dans le service de
M. Barthez, à Sainte-Eugénie.

Tousse depuis quelques jours, aurait perdu la voix, aurait eu de
l'oppression et quelques accès de suffocation depuis deux jours. N'a
été soumise à aucun traitement, — à vomi spontanément plusieurs
fois sans rendre de fausses membranes;— aucun renseignement sur
les maladies antérieures.

Le 6, soir. Fièvre, respiration lente, mais oppressée, un peu de
sifflement laryngé, voix éteinte; par moments s'entend mieux, mais
avec un timbre rauque. La respiration s'entend assez bien dans les
deux poumons, un peu couverte par les bruits laryngés; intervalle

prolongé entre l'inspiration et l'expiration, tout au plus 16 inspirations par minute.

Cœur.— Rien d'anormal; rien du côté des voies digestives; gorge rouge, amygdales grosses, plusieurs fausses membranes peu étendues; ganglions sous-maxillaires peu volumineux, le gauche un peu plus que le droit. L'enfant a une coloration brune assez foncée, un peu maigre, bien développée pour son âge. *Extrait de cubèbe*, 2 gr.

Le 7. Même état que la veille au soir,— toux rauque, sèche; voix conservée; fausses membranes sur les amygdales. L'enfant est toujours calme; respiration un peu plus fréquente. *Continuer le cubèbe, vomitif conditionnel.*

Soir: oppression, respiration rapide, un peu de tirage; sifflement laryngé bien plus fort, est affaissée, fièvre plus vive; a commencé à aller mal vers midi, on l'a fait vomir à une heure; pas d'amélioration.

Le 8. A été opérée dans la nuit, à une heure du matin, était très-asphyxiante, sans accès de suffocation, asphyxie lente, ne respirait pas mieux après l'opération, on a retiré une fausse membrane avec les pinces, a été un peu soulagée, néanmoins n'a pas été améliorée par la trachéotomie. A la visite du matin, oppression, ne rend rien par la canule, tousse peu et mal.

Soir, 5 h. 1/2: oppression extrême, ne peut tousser, on a changé la canule, on a essayé vainement tous les moyens de provoquer la toux, l'expectoration; est très-mal, teinte brune plombée, lèvres violacées, cyanose de la face et des doigts, les ongles sont bleuâtres, livides, l'aspect est celui de l'asphyxie cardiaque; pouls presque insensible.

Cœur: bruits sourds, battements énergiques; bruit laryngé (70 à 80 inspirations) et l'agitation empêchent une auscultation méthodique; pas de souffle, on n'entend guère que le premier temps très-sourd et faible, l'énergie des battements qu'on perçoit à la main n'est en rapport ni avec la faiblesse extrême du pouls, ni avec le timbre éteint du premier temps, c'est tout ce qu'on peut préciser.

Poumons: matité à droite en arrière, partie inférieure; on entend à peine la respiration de ce côté: à gauche respiration très-bruyante, râles fins au sommet. L'enfant a évidemment sa connaissance, elle s'assied sur son lit, s'aide elle-même, prend un verre sur la planche de son lit, le replace après avoir bu ; se couche, se rassied, etc., elle a des allures toutes différentes de celles qu'on observe habituellement dans les derniers moments des affections pulmonaires.

Morte à 6 heures sans agonie.

Autopsie, le 10 mai, 10 heures du matin.

Cavité thoracique. Un peu de liquide citrin dans la plèvre droite. Quelques adhérences anciennes faciles à rompre, à la face externe et antérieure du poumon droit, en avant et en arrière, à gauche. Le lobe inférieur droit et la partie supérieure du lobe sont violacés ; le tissu en est ferme et non aéré au toucher. Emphysème à la face antérieure du poumon droit, très-peu à gauche. L'insufflation développe tout le poumon gauche et presque tout le droit, excepté quelques points du lobe inférieur et du supérieur en arrière. Il reste une certaine induration profonde du tissu de ces deux lobes. A la coupe, quelques points de pneumonie lobulaire en arrière, dans les lobes supérieur et inférieur. A gauche, tissu sain, sauf un point d'atélectasie sur le bord antérieur du lobe supérieur.

Larynx. L'épiglotte et la muqueuse laryngée sont presque entièrement recouvertes de fausses membranes qui ne s'étendent pas au-dessous de la plaie de la trachée. Trachée et grosses bronches d'un rouge vif. Quelques débris de fausses membranes non adhérentes. Dans les bronches de moyen calibre, la rougeur n'existe que par plaques ; encore quelques rares débris de fausses membranes sur quelques points.

Cœur et vaisseaux. Cœur assez gros. Pas de liquide dans le péricarde. Ventricules et surtout oreillette droite gonflés, de consistance ferme. A l'ouverture du cœur droit, on trouve un caillot presque entièrement fibrineux qui remplit le ventricule, sans dépasser les valvules sigmoïdes, se prolonge dans l'oreillette en se rétrécissant au niveau de l'orifice auriculo-ventriculaire ; il remplit les deux tiers de l'oreillette ; l'auricule est adhérent à la paroi antérieure en s'enchevêtrant avec les faisceaux musculaires. Le calibre de la veine cave supérieure des troncs veineux brachio-céphaliques et veines jugulaires profondes sont presque entièrement remplis par un caillot fibrineux, arrondi, qui se continue sans interruption avec celui du cœur. La veine cave inférieure, les veines iliaques et fémorales ne contiennent que du sang liquide, noir, excepté la veine iliaque externe, dans laquelle on trouve un petit caillot. Le cœur gauche ne contient que du sang noir liquide et un petit caillot fibrineux à l'origine de l'aorte. Pas d'altération de l'endocarde ni des valvules. On trouve dans quelques petites divisions des vaisseaux pulmonaires (artères et veines) des caillots fibrineux, non adhérents (ne contenant pas de sang noir); pas de caillots dans les grosses divisions.

Encéphale. Congestion des méninges et de la substance cérébrale, d'ailleurs saine.

Cavité abdominale. Foie, reins, congestionnés, volume normal.

Rate, intestins. Rien à noter.

OBSERVATION III.

Angine diphthéritique (croup). — Mort subite le 3e jour de son entrée. — Autopsie. — Troubles cardiaques.

Le nommé Massé (Victor), âgé de 3 ans et demi, est entré, le 27 février 1872, à l'hôpital Sainte-Eugénie, salle Saint-Joseph, dans le service de M. Bergeron.

L'enfant a un frère et une sœur, tous deux bien portants. Pas de croup dans la maison qu'il habite. Il a eu la rougeole, suivie de près par la coqueluche. A l'âge de 18 mois, l'année dernière, maux d'yeux. Il y a huit jours, l'enfant a commencé à être souffrant; il avait un fort mal de tête et de la fièvre. Depuis trois jours seulement il tousse. Avant-hier, un médecin, appelé par les parents, ordonna un vomitif qui n'amena pas d'amélioration notable. Point de cautérisations. La voix a changé à partir d'avant-hier au soir : elle est devenue rauque, de même que la toux. Point d'accès d'étouffement, mais la respiration est devenue de plus en plus difficile et pénible. L'enfant a craché des fausses membranes. Depuis deux jours, il est toujours assoupi. L'appétit presque aboli depuis quelques jours; pas de diarrhée. Depuis hier matin, écoulement muqueux par les narines.

Soir. P. 132. R. 30. Visage pâle, bouffi; empâtement sous-maxillaire très-notable, lèvres roses; fausses membranes tapissant les amygdales et la luette; voix et toux rauque encore, par intervalles presque éteintes, respiration bruyante, tirage sus-sternal modéré ; le murmure vésiculaire s'entend des deux côtés de la poitrine, mais avec moins d'ampleur ; pas de râles ni de souffle. L'enfant a refusé toute nourriture ; anxiété considérable. On prescrit un vomitif : ipéca, 1 gr., et 20 gr. de cubèbe (saccharure). A la suite du vomitif, l'enfant est soulagé un peu ; la toux est redevenue plus vibrante.

Le 28 (matin). La toux est devenue très-fréquente pendant la nuit ; elle est restée rauque ; respiration bruyante et plutôt angineuse que laryngienne. R. 20. P. 124, régulier. Visage coloré, paupières bouffies, et la région sous-maxillaire empâtée par l'adénite sous-maxillaire et par la tuméfaction du tissu cellulaire. La dépression sous-sternale est évidente, mais non exagérée. La langue, comme les lèvres, est chargée d'enduit brunâtre. Le murmure vésiculaire s'entend partout, mais très-faible, et un peu moins ample à droite qu'à gauche. Pas de râles. La résonnance est normale. La dépression abdominale est peu marquée ; sous les clavicules, le murmure vésiculaire est plus faible qu'en arrière. Ecoulement nasal un peu jaunâtre. Quantité considérable d'albumine dans les urines.

Traitement. — Sulfate de cuivre, 0,50 centigr. dans une potion de 100 gr., jusqu'à quatre cuillerées ; saccharure de cubèbe, 20 gr. Potion au quinquina ; rhum, 40 gr. ; lavage de la gorge avec le vin aromatique étendu, alterné avec l'eau de chaux.

Le 29 (matin). Le sulfate de cuivre a provoqué des vomissements énergiques, sans faire rejeter de nouveaux débris de fausses membranes. Le reste de la journée a été calme, la respiration paraissant plus libre. Dans la nuit, la respiration a paru s'embarrasser davantage ; un accès de suffocation est survenu, et à une heure du matin l'opération a été pratiquée ; elle a été longue, pénible ; la perte de sang paraît avoir été considérable. Le reste de la nuit a été calme ; peau sans chaleur ce matin. P. 148, très-petit, régulier. R. 44, assez silencieuse ; toux rare ; gargouillement de la canule peu prononcé. Le visage est bouffi, l'empâtement sous-maxillaire plus marqué. Respiration très-ample partout, puérile et un peu plus rude au sommet droit. Un peu moins de sonorité dans les mêmes points. Ecoulement nasal rosé par les deux narines. La

Robinson.6

gauche paraît oblitérée tout à fait profondément par un produit pseudo-membraneux. L'enfant a pris son cubèbe (saccharure), et a eu la diarrhée.

Traitement. — Saccharure de cubèbe, 20 gr. Rhum, 40 gr. — Potion : extrait de quinquina, 4 gr. Sirop d'écorces d'oranges amères.

On a sondé l'enfant : pas d'urine dans la vessie; impossible d'en faire l'examen avec celle qui mouillait ses linges.

Soir. L'enfant est mort à une heure de l'après-midi. De dix heures à midi, il a eu beaucoup d'agitation.Il se jetait d'un bout à l'autre de son lit très-souvent, et changeait continuellement de place. A midi il est devenu plus calme. Le visage se cyanosait de plus en plus. Sa fin est arrivée sans convulsions et sans que les accidents notés se soient de nouveau montrés.

Autopsie faite le 1er mars, vingt-quatre heures après la mort.

Rigidité cadavérique très-peu marquée. Lividité (*post mortem*) sur toute la région postérieure du tronc et des membres. Pas d'ecchymoses avant la mort, sous la peau.

Cavité crânienne, arachnoïde et pie-mère. — Injection modérée des vaisseaux. Pas d'épaississement. Pas de caillots, ni dans les artères ni dans les veines.

Cerveau et cervelet. — Un peu ramolli superficiellement; à l'intérieur plus ferme. Rien dans les ventricules. Aucun produit morbide dans les lobes. (Coupes successives faites dans maintes directions.)

Cavité thoracique. — Pas de liquide dans les plèvres; plèvres elles-mêmes saines. A travers leur épaisseur on voit plusieurs taches ecchymotiques. Ecchymoses nombreuses dans le tissu cellulaire, autour de l'œsophage et de la trachée.

Ganglions bronchiques. — Volumineux. Capsule épaissie. Structure des ganglions presque abolie; ils ont subi la dégénérescence caséeuse; ils sont encore consistants, bien que légèrement ramollis au centre. Fausses membranes grisâtres, molles, facilement déchirables et s'enlevant de la muqueuse par de faibles tractions; elles tapissent en partie la paroi postérieure du pharynx, la base de la langue, les deux faces de l'épiglotte, les replis aryténo-épiglottiques, les ventricules du larynx et une surface assez étendue de la trachée, au-dessous de la plaie trachéale. On en trouve quelques petits débris encore dans les grosses bronches. La muqueuse laryngienne et trachéale n'est pas ulcérée, mais elle offre de nombreux points ecchymotiques. L'épiglotte et les replis aryténo-épiglottiques sont infiltrés, épaissis. Les grosses bronches contiennent une quantité considérable de mucus grisâtre, spumeux. La rougeur et l'injection de la muqueuse sont peu vives. Pas d'épaississement ni de ramollissement notable de cette muqueuse. Plaie trachéale bien faite sur la ligne médiane au-dessous du bord inférieur du cartilage cricoïde, un demi-centimètre de longueur environ. Pas d'ulcération au voisinage de la plaie. Infiltration moyenne des parties molles circonvoisines.

Poumon droit. — Lobes supérieur et moyen crépitant, de consistance naturelle. Pas d'emphysème. Lobe inférieur congestionné ; quelques points disséminés, de peu d'étendue, plus foncés, ecchymotiques, colorés par un peu de sang extravasé. (Cette congestion paraît être, en grande partie, un effet cadavérique.) Le lobe inférieur surnage dans l'eau ; il crépite. A la coupe, et par une légère compression, on fait sortir des bronches et des vaisseaux un liquide spumeux coloré par du sang foncé.

Poumon gauche. — Les deux lobes présentent, suivant leur bord postérieur et à la base du poumon, la même congestion, mais à un degré, moindre que celui qu'on a noté dans le lobe inférieur du côté droit. Ecchymoses sous-pleurales à la base du poumon gauche. Rien de semblable à droite. Le tissu cellulaire qui recouvre le péricarde offre quelques tachés ecchymotiques.

Péricarde. — Le péricarde contient une petite quantité de liquide citrin.

Cœur. — De volume et de consistance à peu près normales à l'extérieur. Couleur un peu pâle.

Cœur droit. — A la coupe, un peu flasque.

Cœur gauche. — Plus ferme. Quelques caillots noirâtres à l'état de gelée dans le ventricule gauche. Rien dans l'oreillette gauche. Valvules aortiques et auriculo-ventric. gauches de couleur rosée, autrement saines. Endocarde normal. A un point seulement du ventricule gauche un des muscles papillaires qui donne attache à un

cordon tendineux présente une petite tache ovale, noirâtre, donnant
à la coupe l'évidence d'un léger épanchement sanguin.

Origine de l'aorte élastique : Pas de traces d'athérome.

Cœur droit. — Parois flasques, minces, pâles. Les cavités du
ventricule et de l'oreillette contiennent un caillot fibrineux. Il est
d'une moyenne grosseur dans le ventricule, mais adhère assez fortement aux parois. Il envoie des prolongements jusqu'à l'apex du
ventricule. Ces prolongements entrent dans toutes les dépressions
qui séparent les colonnes charnues de troisième ordre. On les
arrache difficilement. La valvule auriculo-ventriculaire, les cordons
tendineux et les colonnes charnues auxquelles ils s'attachent sont
entourés et enchevêtrés étroitement par ce caillot. Il envoie deux
prolongements en haut, l'un du côté de l'artère pulmonaire, l'autre
dans l'oreillette droite : celui qui va dans l'artère se partage en
deux au niveau de la division du tronc artériel, et envoie dans
chaque artère pulmonaire (droite et gauche) un prolongement fibrineux d'au moins 1 centimètre de longueur. Tout le caillot fibrineux
dans l'artère pulmonaire est rubané, aplati, consistant, sans
adhésions aux parois artérielles. Le caillot qui se prolonge du côté
de l'oreillette, également fibrineux, est rétréci à l'orifice valvulaire.
L'empreinte de la valvule auriculo-ventric. sur cette partie du
caillot est très-évidente. L'auricule droit est complétement oblitéré
par un caillot fibrineux, aplati, formé très-nettement de deux à
trois couches de fibrine, de coloration et de consistance distinctes.
La couche avoisinante de la paroi de l'auricule semble la plus
ancienne. L'adhésion ici est très intime entre l'auricule et le caillot.
Après quelques assez fortes tractions, on l'enlève tout entier. On
ne remarque pas de lésion de l'endocarde qui tapisse l'auricule. Ce
caillot, contenu dans l'auricule en partie, et s'étendant dans l'oreillette, est large, assez épais et aplati. La cavité de l'oreillette droite
n'est remplie qu'en partie. L'endocarde du cœur droit est très-sain.
Les valvules artérielles et auriculo-ventric. de ce côté sont minces,
de couleur rosée toutes deux. Le bord libre de la valvule auriculo-
ventric. présente peut-être le chapelet plus dessiné qu'on ne le voit
d'habitude dans les cœurs parfaitement sains, au niveau des atta-
ches des cordons tendineux. Pas de prolongements fibrineux dans
les veines caves. Veines et artères du cou, ainsi que les veines
caves, vaisseaux iliaques, ne contiennent que du sang liquide. L

sang présente une légère teinte brunâtre jus de pruneaux. Les fibres musculaires du cœur, examinées au microscope, immédiatement après l'autopsie, présentent quelques fibres infiltrés de petites granulations réfringentes au centre, avec un contour foncé. Ces granulations, vraisemblablement graisseuses, suivaient la gaîne des fibres. Dans beaucoup de fibres, on peut à peine distinguer les stries, et dans certains points on ne les aperçoit même pas ; mais à leur place on trouve des granulations moléculaires sans grande réfringence, et qui ne paraissent pas être des granulations graisseuses. Par l'emploi de l'acide acétique au 1/100ᵉ, on en fait disparaître un grand nombre. L'état des vaisseaux n'a pas été noté dans cet examen. L'examen des muscles de la vie de relation permet de constater qu'ils sont très-sains en apparence.

Cavité abdominale : estomac. — Cavité remplie de lait caillé ; muqueuse ecchymosée.

Intestin grêle. — Contient une petite quantité de matières jaunes, liquides. Plaques de Peyer et follicules clos très-visibles. Pas la moindre injection.

Rate — Petite, très-ferme.

Foie. — Congestion et consistance très-moyennes. — Volume normal.

Reins. — Capsule s'enlève assez facilement. Volume normal. Consistance ne paraît pas diminuée. Tissu pâle. Pas d'état granuleux de la surface.

Ganglions mésentériques. — Sains.

OBSERVATION IV.

Croup, angine diphthéritique. — Opération. — Mort.

Le nommé Socot (Georges), âgé de 3 ans 1/2, est entré à l'hôpital Sainte-Engénie, salle Saint-Joseph, le 17 mai 1872, dans le service de M. Bergeron.

Petite vérole à 6 mois. Il a commencé à être malade il y a 5 jours : mal de tête, fièvre. Le lendemain l'enfant est resté couché jusqu'à midi. Dans l'après-midi il a joué comme d'habitude. La voix est devenue plus affaiblie il y a 3 jours, sans être enrouée. Avant-hier l'enfant a commencé à tousser. La voix s'est enrouée et l'appétit a diminué. La mère a donné du sirop d'ipéca. Vomissements peu abondants. Avant-hier la nuit a été mauvaise. Hier matin l'enfant est devenu de plus en plus maussade et n'a pas voulu manger du tout hier. Un vomissement bilieux hier soir. La voix était presque éteinte, toux comme l'aboiement d'un petit chien. Pas d'accès d'étouffement. Un médecin, appelé hier soir, prescrit : émétique 0,05 centigrammes. Pas de vomissement, pas de selles. Nouveau vomitif avec sirop d'ipéca ce matin. Vomissements abondants. Deux ou trois accès d'étouffement ce matin. Il tousse très-fréquemment. Pas de croup dans la maison. Pas de cautérisations

Soir : L'enfant ayant eu un ou deux accès de suffocation depuis son entrée et s'asphyxiant dans les intervalles des accès de plus en plus, on l'opère à 2 heures de l'après-midi. L'opération a parfaitement réussi. Soulagement immédiat, ensuite rejet de deux débris assez considérables de fausses membranes, minces, blanchâtres. Celui qu'on a pu conserver semble provenir des bronches. R. 60, P. 144, peau modérément chaude ; l'enfant a été très-tranquille depuis l'opération ; la respiration ce soir est assez silencieuse, quoique très-fréquente, murmure vésiculaire ample des deux côtés en arrière ; écoulement muqueux par les deux narines, très-abondant, empâtement sous-maxillaire à peine marqué, pas de selles depuis son entrée, a pris une quantité abondante de lait.

Le 18. Agitation extrême dans la nuit ; ce matin, visage pâle. P. 184, R. 64. Expansion vésiculaire suffisante ; râles sous-crépitants très-abondants, pas d'empâtement sous-maxillaire, mais un peu d'engorgement ganglionnaire, surtout à gauche. Un peu d'albumine dans les urines. Quinquina. Alimentation.

Le 19. Au moment de la visite du soir, l'enfant ne paraissait pas plus oppressé que le matin ; assis sur son lit, sans agitation et ayant pris quelques aliments dans la journée ; à partir de 5 heures du soir l'enfant a commencé à s'agiter, semblant chercher une position plus commode pour respirer ou dormir, puis la canule a cessé de gargouiller, et peu à peu l'enfant s'est éteint. Il a succombé à 5 heures du matin.

Autopsie, faite le 20 mai 1872, à 9 heures du matin, 29 heures après la mort.

Cavité crânienne. — Rien à signaler, si ce n'est l'état congestionné dss veines de la pie-mère. L'examen de la masse encéphalique a été fait avec soin, sans rien révéler d'anormal. Pas de caillots dans les vaisseaux cérébraux, ni dans les sinus de la dure-mère.

Cavité thoracique. — En rabattant de chaque côté les parties charnues qui recouvrent la paroi thoracique antérieure, on découvre un petit épanchement sanguin dans le tissu cellulaire sous-cutané, on trouve de même du sang épanché en plusieurs endroits dans le tissu cellulaire inter-musculaire à la région cervicale de chaque côté du larynx. La face postérieure de l'épiglotte, le larynx et une très-petite surface de la trachée sont recouverts d'une fausse membrane grisâtre, peu adhérente. On trouve à peine des débris de fausses membranes dans le reste de l'arbre respiratoire. La trachée et les bronches sont d'un rouge plutôt foncé que rouge vif, et contiennent très-peu de mucosités.

Les deux poumons s'insufflent facilement et dans toute leur étendue, excepté un noyau gros comme une noix au sommet du poumon gauche. Dans ce dernier endroit seulement le poumon gauche est consolidé, partout ailleurs il est crépitant. Le poumon droit est très sain et crépitant partout, à peine s'il y a un peu de congestion suivant le bord postérieur (cadavérique). Les plèvres ne contiennent pas de liquide, pas d'adhérence. Les ganglions bronchiques sont rouges, injectés, peu volumineux.

Cœur. —Volume normal, un peu moins consistant que d'habitude, couleur pâle. Le ventricule droit contient un caillot fibrineux de moyen calibre, assez adhérent aux parois cardiaques par des expansions fibrineuses et enveloppé en grande partie par du sang noir, presque liquide. (Ce dernier nous paraissait être du sang qui avait continué à couler jusqu'au dernier moment de la vie autour et à côté de la concrétion fibrineuse plus ancienne. On voit une disposition analogue dans les prolongements vasculaires). Il y a un prolongement considérable presque entièrement fibrineux du côté de l'oreillette droite ; ce dernier continue, par un prolongement fibrineux arrondi, dans la veine cave supérieure et les troncs brachio-céphaliques veineux. Le caillot dans l'oreillette présente au moins deux couches de fibrine, très-facilement séparables ; l'une située en dehors, directement en contact avec les parois de l'oreillette, est mince, membraneuse ; l'autre à l'intérieur de la cavité de l'oreillette est globuleuse, semble être solidifiée en masse ; du moins on n'y distingue pas de couches à proprement dire. Pourtant cette dernière portion contient relativement peu de sérosité. Les faisceaux musculaires de l'oreillette sont très-distinctement dessinés sur la surface du caillot contenu dans celle-ci. Il contient quelques points limités cruoriques sur sa face inférieure, mais les 9/10 au moins du caillot ne sont que de la fibrine. Le prolongement du côté de l'artère pulmonaire n'offre que *trois saillies* au niveau des valvules sigmoïdes et un rétrécissement bien évident au-dessous d'elles. Pas *de prolongement semilunaires dans les nids valvulaires.* Rien dans le ventricule gauche, petit caillot en majeure partie fibrineux dans l'oreillette gauche, petit prolongement fibrineux à l'origine de l'aorte.

Les valvules auriculo-ventriculaires, toutes deux étaient rosées, boursouflées et chagrinées suivant *leur bord libre*, plus qu'à l'état normal. A ce niveau, un peu d'épaississement très-net de chaque côté ; valvules aortiques et pulmonaires rosées, mais non épaissies. L'endocarde qui tapisse les oreillettes, ainsi que les cavités ventriculaires, ailleurs que sur les valvules, est parfaitement sain.

Parois vasculaires saines, pas trace d'athérome.

Le *péricarde* contient une légère quantité de liquide citrin.

Rate : volumineuse, très-ramollie, presque diffluente, d'une couleur, pâle, boueuse, pas de caillots dans les vaisseaux de l'abdomen ni dans ceux de la racine des membres.

Foie : congestionné, présentant par places quelques points apparemment dépourvus de sang, anémiés.

Reins fermes, modérément congestionnés.

Péritoine. Rien.

Estomac. Intestin. Sains.

Ganglions mésenteriques rosés, volume normal.

Vessie : presque vide.

Plaie de la trachée, sur la ligne médiane, un peu longue ; autrement rien à en dire.

<h3 style="text-align:center">Observation V.</h3>

Croup. — Opération. — Mort.

Le nommé Goudolot, âgé de 6 ans, est entré dans le service de M. Bergeron, à l'hôpital Sainte-Eugénie, le 13 avril 1872. Il occupe le lit n° 10 de la salle Saint-Joseph (salle des aiguës). Cet enfant a été vacciné et allaité au sein par sa mère dans sa première enfance. Pas de maladies antérieures. L'enfant a toujours été bien portant. Il y a cinq jours, il a commencé à tousser; mais il était sans fièvre et n'avait pas de perte d'appétit. Deux jours après, il est apparu une éruption rubéolique dont il porte encore les traces. La toux a persisté et la voix de l'enfant a commencé à changer, mais il y a deux jours environ, et en même temps la toux est devenue rauque. On a administré, les 10 et 11 avril, du sirop d'ipéca à plusieurs reprises. Avant-hier au soir, la voix s'est tout à fait éteinte, et l'enfant depuis ce moment seulement a cessé de manger. Toute la nuit l'enfant a été debout dans son lit, la main à la gorge et dans un état de grande anxiété. La gêne respiratoire continuant à augmenter, le père l'amena à l'hôpital.

Soir : Au moment de son entrée, l'enfant est à la deuxième période. A l'examen de la gorge, il n'y avait pas de fausses membranes sur l'isthme. L'auscultation ne permet de constater qu'un murmure vésiculaire très-affaibli, couvert en grande partie par le bruit laryngo-trachéal. La dépression sus-sternale est considérable, le soulèvement abdominal augmenté en étendue. L'anxiété est intense, les lèvres et les pommettes cyanosées, la voix et la toux complétement éteintes. On opère l'enfant immédiatement après avoir examiné son état. L'opération a bien réussi, sans accident aucun. La journée a été bonne; l'enfant a bien mangé; il n'a pas eu de diarrhée; il a dormi paisiblement plusieurs heures. Le soir, le pouls est 124. Peau sans chaleur à la main, moite. T. 38,6. Langue saburrale. Pas d'engorgement ganglionnaire. Respiration très-silencieuse, 36. Sonorité de la poitrine parfaite. Pas de râle ni souffle. Murmure vésiculaire très-ample. Battements du cœur normaux. Pas d'expectoration de fausses membranes, ni pendant l'altération, ni depuis. La canule ne gargouille pas, et, sans être sèche, donne issue à une très-petite quantité de mucosités.

Le 14, matin. Après une nuit calme, l'enfant a été pris ce matin de dyspnée et a rejeté au bout de peu de temps, par la canule, de longs tubes pseudo-membraneux, dont un présente une bifurcation. Depuis ce moment, la respiration est devenue facile. Peau brûlante à la main. P. 148, R. 36. Expansion vésiculaire très-ample, très-large, sans sibilance ni bruit de drapeau. La canule gargouille peu, excepté dans les efforts de toux, et donne issue à du mucus jaunâtre et à des débris de fausses membranes. Saccharure de cubèbe, 20 gr. (dissous dans du rhum). T. 41°. Pas d'albumine dans les urines.

Le 15. L'enfant a pu rester hier un quart heure sans canule, s'est alimenté suffisamment de lait et de bouillon, a pris sans résistance son saccharure. Nuit agitée. Peau moins brûlante ce matin. P. 128, R. 44. Sans canule. N'a rejeté depuis hier qu'un petit fragment de fausse membrane déchiquetée. Expression vésiculaire beaucoup moins ample qu'hier, surtout à droite; bulles humides disséminées. Continuer le saccharure (20 gr.). On provoque l'expulsion d'une fausse membrane pendant la visite. Pas d'albumine dans l'urine. T. 40,4.

Soir. R. 44, égales, profondes; P. 160. Légère irrégularité dans la force et dans le rhythme des pulsations. L'enfant a été agité dans la journée. Au moment de la visite, il dort tranquillement dans le décubitus dorsal. Il est resté 2 heures sans canule ce matin; une selle moulée dans la journée; a mangé suffisamment. L'enfant ne veut pas laisser prendre sa température.

Le 16. Nuit agitée. Reste toujours assis sur son lit. Physionomie assez calme ce matin. P. 128, R. 40. Température de la peau bonne. Expansion vésiculaire incomplète des deux côtés. Râles sous-crépitants à la base droite. Sans canule depuis une demi-heure; 'enfant expulse péniblement quelques produits pseudo-membraneux. La plaie a bon aspect; pas de rougeur. L'enfant a pris le saccharure. Alimentation médiocre. Pas de diarrhée.

L'enfant est resté sans canule jusqu'à 3 heures de l'après-midi, s'est alimenté passablement de lait et de bouillon, et a continué à accepter la potion au saccharure; toux moins fréquente; la canule gargouille médiocrement; il n'a pas expulsé de nouvelles fausses membranes. P. 120. Peau brûlante à la main. R. 52. L'expansion vésiculaire est plus douce à l'oreille qu'hier. A la région moyenne droite, on découvre quelques râles sous-crépitants et le bruit d'expiration un peu plus marqué dans les fosses sus et sous-épineuses du même côté. A gauche, de temps en temps, on entend éclater quelques râles. Pas de rougeur des bords de la plaie, mais le fond est grisâtre, sans apparence de réparation; elle est d'ailleurs salie par le chocolat qui, aujourd'hui comme hier, passe en partie par la trachée. Pas d'albumine dans l'urine.

Le 18. Resté jusqu'à 11 heures du soir sans canule, s'est alimenté de potage et de lait, a pris le tiers environ de la potion au cubèbe alcoolisé. P. 132, R. 52. Expansion vésiculaire ample, large des deux côtés, à peine quelques bulbes disséminées. La canule n'est point noircie; toux peu fréquente; pas de nouveaux débris de fausses membranes; les aliments liquides ressortent moins par la plaie; les bords de la plaie sont moins nettement tranchés, avec tendance à se renverser en dedans; fond toujours blafard; on y voit quelques petits bourgeons. Le larynx commence à devenir perméable. Pas d'albumine dans les urines. Les premiers battements du pouls sont assez forts, mais ils deviennent vite beaucoup plus faibles, inégaux. Battements du cœur sourds, éloignés. Pas de redoublement de bruit. Côté gauche de la poitrine en arrière nons paraît d'une sonorité exagérée. En avant, sous les clavicules, la sonorité est bonne des deux côtés; mais elle n'est pas augmentée. L'enfant est toujours grimaud, désagréable. Impossible de prendre sa température, à cause de sa résistance.

Soir : L'enfant a été sans canule toute la journée. Il allait assez bien jusqu'à 4 heures. A 4 heures de l'après-midi, il a commencé à pâlir, et, depuis ce moment, paraît très-inquiet. Il a bu abondamment de lait dans la journée, mais a montré une répugnance très-évidente pour les aliments plus solides. Le soir, on le trouve assis dans son lit, respirant sans grand bruit et sans gargouillement de la plaie. La plaie est devenue plus sèche depuis quelques heures. Les respirations sont régulières, mais un peu plus fréquentes que ce matin. On en trouve 60 à la minute. P. 140. Notables inégalités. La force des pulsations successives diffère d'une manière très-manifeste. Quelques intermittences éloignées. La matité précordiale n'est pas augmentée. On sent le choc du cœur sous la main, en l'appliquant sur la région précordiale. A l'auscultation, bruits du cœur faibles, sourds. On n'entend pas de bruits anormaux. Pas d'intermittences bien apparentes; mais, là-dessus, on ne peut se prononcer d'une manière absolue, puisque l'enfant repousse la tête avec ses mains et offre une résistance énergique qui rend l'auscultation du cœur presque impossible. Sonorité sous les clavicules parfaite. En arrière, on trouve la respiration très-suffisante et une sonorité de la poitrine de haut en bas très-naturelle, et on ne se rend pas compte de l'inquiétude de l'enfant. Le front, le nez, le pourtour de la bouche, le menton sont très-pâles. La surface entière du corps nous paraît d'une pâleur excessive. Les lèvres sont encore assez rosées et les pommettes à peine cyanosées. Les extrémités des doigts de pied et des mains sont violacées. Pas de diarrhée dans la journée (2 selles moulées).

Le 19, matin. L'enfant est mort ce matin à 4 heures. D'après le récit de la sœur de la salle, la nuit a été mauvaise au plus haut point, l'agitation extrême. Jusqu'à la fin, il n'a pas cessé de se retourner et changer de place dans son lit. A aucun moment, il paraît, il n'a été cyanosé. Au contraire, le visage et le corps sont restés d'une pâleur excessive, de plus en plus frappante pendant les dernières heures de la vie, si cela était possible. Il est mort sans convulsions et en pleine connaissance. Quoique dans cet état d'angoisse extrême depuis plusieurs heures déjà, il faisait connaître, par des signes, dans quelle région il souffrait, lorsqu'on le lui demandait.

Autopsie faite le 19 avril, à 5 heures du soir (13 heures après la mort).

Le cadavre présente des ecchymoses diffuses (cadavériques) sur une grande étendue de la partie déclive du tronc et des membres. A l'ouverture du corps, on trouve le sang et les viscères encore chauds. La trachée, ouverte, présente une rougeur modérée. La plaie trachéale un peu étendue sur la ligne médiane. Pas de fausses membranes dans le larynx. Quelques débris, qui se détachent facilement, sont disséminés sur la muqueuse des grosses et quelques-unes des moyennes bronches. Quantité de liquide spumeux peu considérable contenu dans l'arbre bronchique. Lobes supérieurs des deux poumons sains, crépitants sans injection. Le lobe inférieur du poumon droit présente, à travers la plèvre viscérale normale, quelques endroits limités, d'une coloration foncée bleu-noirâtre. A la coupe de ce lobe, au milieu d'une substance pulmonaire injectée modérément, on trouve quelques lobules plus denses, moins crépitants que le tissu pulmonaire avoisinant. Les lobules se trouvent près de la surface, comme dans l'intérieur du lobe. Ils sont gros comme une petite noix et sont moins colorés au milieu que sur les limites, où ils sont hyperémiés, d'aspect bleu-noirâtre, comme s'il y avait du sang infiltré en petite quantité. A la pression, on en fait sortir une légère quantité de sang mêlé de mucus. En poursuivant l'artère pulmonaire et quelques-unes de ses divisions, le plus loin possible, avec des ciseaux, nous n'avons pu reconnaître une embolie. Le poumon gauche s'insufflait presque partout, et nous n'avons pu reconnaître qu'une ou deux des petites masses consolidées que nous avons notées dans le poumon droit. Des coupes faites dans divers endroits des deux lobes (toujours exceptant quelques-uns des globules consolidés) surnagent parfaitement dans l'eau, et sont très-crépitants à la pression. Les lobes supérieurs des deux poumons nous ont apparu mêmeemphysémateux, avant d'être insufflés. Ce fait était manifeste, surtout du côté gauche, où on faisait déplacer de l'air sous la plèvre viscérale, par une pression légère. Les ganglions bronchiques sont ramollis, mais peu augmentés de volume.

Cœur. Les veines des parois, à l'extérieur, sont très-congestionnées. Ventricule droit ferme, ventricule gauche très-flasque. A l'ouverture, on trouve des caillots dans toutes les cavités. Dans les deux ventricules, ces caillots sont fibrineux en totalité, résistants, fortement adhérents à l'endocarde. On les en sépare difficilement, surtout du côté droit, où le caillot est manifestement plus ancien. Les deux pourtant présentent une stratification évidente. A droite, nous avons pu facilement retrouver plusieurs courbes dans le caillot. Le caillot, dans le ventricule droit, envoyait des prolongements volumineux dans l'artère pulmonaire et dans l'oreillette droite. Le prolongement fibrineux dans l'artère pulmonaire présentait deux petites nodosités au niveau des valvules sigmoïdes. Mais nous n'avons pu reconnaître des prolongements fibrineux en forme de lune dans les nids des valvules. L'oreillette droite contenait un caillot fibrineux volumineux; mais il nous a paru moins résistant que celui du ventricule du même côté. Du reste, ni l'un ni l'autre ne permettaient qu'on y enfonce complétement l'extrémité des doigts par une vigoureuse pression. On les déchirait en morceaux, au contraire, par une traction modérée. L'oreillette gauche ne renfermait qu'un caillot moitié fibrineux, moitié cruorique, à peine adhérent aux parois. Le tissu cardiaque est très-pâle, anémié, très-friable. Les cavités nous ont semblé distendues, surtout à droite. De ce côté, le caillot était volumineux dans le ventricule et dans l'oreillette. Les parois du cœur droit sont excessivement minces, affaiblies. Les valvules auriculo-ventriculaires et artérielles, dans les deux cœurs, sont absolument saines, transparentes. A peine de l'infiltration sanguine dans les valvules, même dans les sigmoïdes. Parois aortiques et pulmonaires très-élastiques; quelques petites traces d'adhérence seulement à l'origine de l'aorte, au-dessus des valvules sigmoïdes; mais la membrane interne est très-lisse, intacte, sans la moindre inégalité de surface. L'intestin, modérément distendu, contient des matières jaunes, liquides.

Estomac : Contient une quantité notable de bouillie alimentaire. Muqueuse saine.

Foie : Normal, pas d'infarctus.

Rate : Volumineuse; consistance légèrement diminuée; laissant écouler à la coupe une assez grande quantité de sang noir.

Reins : Volumineux, congestionnés, de consistance normale. Le péritoine contient une certaine quantité de liquide citrin. Pas la moindre évidence d'inflammation. A ce propos, nous avons oublié de mentionner qu'il y avait une petite quantité de sérosité dans les deux cavités pleurales, mais pas d'adhérence, pas de fausses membranes. Le péricarde ne contenait pas de liquide, contrairement à ce que nous avons trouvé déjà dans plusieurs cas de diphthérie qui se sont terminés d'une façon analogue à celui-ci. Ganglions mésentériques roses.

Sang : Chez ce malade, très-liquide, sans caillots dans les gros vaisseaux. Nous avons examiné spécialement les vaisseaux du cou, à la racine des membres, dans l'abdomen et dans le bassin, et partout le sang nous a paru très-diffluent. Nous n'avons pas noté de coloration spéciale.

Examen microscopique. Cet examen a été fait cinq jours après l'autopsie, dans le laboratoire de M. G. Pouchet, rue du Jardinet. Le cœur et les nerfs pneumogastriques avaient été conservés dans le liquide de Müller. Voici ce que M. Pouchet et moi, nous avons pu constater par cet examen :

Nerfs pneumogastriques : Névrilème abondant, n'offrant rien de particulier à signaler. Le contenu d'une des gaînes du périnèvre ayant été examiné, nous l'avons trouvé rempli de tubes nerveux normaux de petit diamètre, mesurant environ 5 millimètres. Ces tubes n'offrent aucune apparence d'altération; leurs bords sont parallèles. L'intérieur de la gaîne de Schwann est complétement rempli par la myéline, réduite à l'état de fines granulations, et seulement de place en place les intersections linéaires perpendiculaires à l'axe qu'on trouve habituellement.

Nerfs du cœur. On a cherché un nerf du cœur au voisinage des vaisseaux, sous le péricarde; ce nerf, qui était volumineux, avait un tiers de millimètre environ. Lorsque nous l'avons dissocié, il a présenté des faisceaux de fibres de Remak, où les noyaux étaient très-peu distincts. Mais, en traitant la préparation par le picro-carminate d'ammoniaque, ceux-ci apparurent avec leurs caractères finement granuleux, sans contours nettement accusés et sans nucléoles.

Fibres cardiaques. Leurs stries transversales sont espacées, nettement visibles; mais seulement sur quelques points, les fibres présentent un aspect granuleux mal défini, sans les grosses granulations réfringentes qu'on trouve dans certaines maladies.

OBSERVATION VI.

Croup consécutif à une rougeole. — Trachéotomie. — Mort. — Endocardite à l'autopsie. — (Due à l'obligeance de mon excellent collègue et ami M. Rendu, interne à l'hôpital des Enfants-Malades, dans le service de M. H. Roger.)

Paul Spicher, 3 ans, entre à l'hôpital, salle Saint-Louis, n° 4, le 18 juin 1872.

Rougeole quinze jours auparavant. Pendant la période de croissance de l'éruption, accidents laryngés assez intenses, qui avaient cédé complétement depuis et n'avaient pas aggravé la marche de la maladie. Trois jours avant son entrée à l'hôpital, il est repris d'accidents laryngés graves et de symptômes de croup. Il n'a pas eu d'angine couenneuse auparavant. La veille, accès de suffocation.

A son entrée, le 18 juin, on le trouve dans un état d'asphyxie commençante, même assez avancée. Cependant le tirage n'est pas excessif. L'auscultation donne peu de bruit vésiculaire et des râles. L'opération est faite le soir, vers huit heures : hémorrhagie assez abondante pendant l'opération, due au degré assez avancé de la période asphyxique. Après l'opération, réaction assez lente à s'établir : dyspnée persistante. Cependant, une demi-heure environ après la trachéotomie, le mieux se fait sentir et l'enfant s'endort, respirant tranquillement.

19 juin. On le trouve avec beaucoup de fièvre (P. 140, R. 44). On entend dans la poitrine de gros râles muqueux, un véritable gargouillement canulaire. De plus, l'enfant, fatigué des vomitifs donnés en ville, vomit encore et a de la diarrhée. — Riz vineux, potion avec 0,25 de cubèbe.

Soir. — Expectoration purulente, sanieuse, peu épaisse. Dyspnée extrême (72 respirations). La diarrhée, loin de céder, augmente. L'auscultation révèle une grande quantité de râles : celle du cœur (pratiquée du reste assez légèrement) fait entendre seulement des battements rapides et tumultueux. — Lavement amidonné.

Le 20. Apparence meilleure, mais persistance des symptômes graves (P. 160, R. 60). On change la canule, qui est retirée non souillée. Vomissements et diarrhée persistants. On s'aperçoit ce matin d'une plaque de diphthérie sur la lèvre inférieure. — Potion avec 4 gr. chlorate de potasse, 10 gr. sp. digitale). Bismuth et riz vineux.

Soir. — Pas de nouveaux vomissements, mais diarrhée colliquative ; inappétence; dyspnée moindre; expectoration sanieuse.

Le 21. Apparence meilleure, peu de dyspnée; fièvre évidemment tombée : gros râles dans la poitrine. Diphthérie de la plaie et de la bouche. On enlève la canule sans que l'enfant soit pris de suffocation. Même état du reste; vomissements et diarrhée persistants.— Riz vineux, potion de Rivière; potion avec 10 gr. d'eau-de-vie, café, quinquina. Pas de changement pendant le reste de la journée: le soir, fièvre forte, dyspnée modérée, mais adynamie profonde; pouls petit et ondulant. (Le cœur n'a pas été ausculté, mais les battements étaient évidemment très-faibles.) P. 160. R. 50.

Le 22. Affaissement, cyanose ; l'enfant s'asphyxie petit à petit par paralysie des bronches et impossibilité d'évacuer les mucosités.

L'auscultation fait entendre surtout de la faiblesse du murmure respiratoire ; pas de matité ni de souffle appréciable ; quelques gros râles à la racine du poumon. Encore un vomissement. (P. 160.) — Potion avec 15 gr. d'eau-de-vie ; café froid.

Le soir. — Cyanose, râle trachéal, pouls imperceptible. Mort le lendemain matin.

Autopsie. Larynx rempli de mucosités sanieuses et purulentes : on trouve à la face interne des ventricules de petites érosions, se détachant sur un fond de rougeur diffuse.

La plaie trachéale est grisâtre, gangréneuse, recouverte de couennes épaisses. Les bords sont ulcérés sur une étendue de 1 centimètre environ. Il existe, à 4 centimètres au-dessous de la plaie trachéale, une ulcération semi-lunaire, à direction transversale, produite par le frottement sur la muqueuse de l'extrémité de la canule. Au-dessous de ce point, la muqueuse trachéale est uniformément rouge, et cette rougeur augmente d'intensité jusqu'à l'extrémité des petites bronches. Celles-ci sont complétement remplies et distendues par des mucosités sanieuses puro-sanguinolentes.

Poumons. Ils paraissent sains dans leur partie antérieure, bien que l'on y découvre de nombreuses marbrures. En arrière, au contraire, et vers la base, ils sont d'une couleur violacée, et il existe une congestion hypostatique évidente. Sous la plèvre existent des ecchymoses lenticulaires nombreuses, surtout marquées dans la scissure interlobulaire et à la partie postéro-externe du lobe inférieur.

Poumon droit. Infiltration pseudo-lobaire diffuse, étendue à presque toute la partie postérieure du poumon : le tissu de cet organe est splénisé et mollasse : il ne s'insuffle que difficilement. Sur de nombreux points existent des grains vésiculeux et des points purulents de pneumonie lobulaire. Les mêmes lésions se retrouvent plus disséminées et surtout plus limitées, au niveau de la languette et du lobe supérieur du poumon.

Poumon gauche. Mêmes lésions étendues également à la languette antérieure. Broncho-pneumonie disséminée au lobe supérieur.

Le cœur présente quelques lésions intéressantes. Son volume

Robinson.

7

n'est pas augmenté, et il a une consistance assez ferme : mais, en ouvrant ses cavités, on voit que les bords de la valvule mitrale, au voisinage de l'insertion des tendons des muscles papillaires, présentent de la rougeur et un boursouflement très-notable. Il y a de l'endocardite végétante, surtout marquée à la valve antérieure. Rien à la valvule tricuspide et aux valvules sigmoïdes.

Il existait des caillots assez volumineux, fibrineux, abondants dans le ventricule droit. Ils étaient étranglés au niveau de la valvule tricuspide, comme par un lien circulaire, et se prolongeaient du côté de l'artère pulmonaire.

D'autres caillots, plus mous et plus noirs, occupaient l'oreillette droite et se prolongeaient du côté des veines jugulaires et des troncs brachio-céphaliques, qui étaient distendus presque jusqu'au tiers supérieur de leur trajet cervical. Les autres organes n'ont présenté aucune altération apparente.

OBSERVATION VII.

(Due à l'obligeance de notre excellent ami M. Seuvre, alors interne provisoire du service.)

Degoix (Amélie), âgée de 4 ans, née à Paris, entrée à l'hôpital Sainte-Eugénie, salle Sainte-Marguerite, 5, service de M. Triboulet.

Enfant bien constituée. Pas de maladie antérieure. Son frère est mort la veille à la suite d'oreillons (renseignement fourni par les parents) : le diagnostic porté par le chef de service (M. Barthez) fut : angine diphthéritique.

9 mars 1872. — La sœur, entrée dans notre salle le 9 mars au matin, offre un engorgement, une tuméfaction à l'angle des mâchoires, qui pourrait, à un examen superficiel, faire penser aux oreillons ; mais il s'agit d'un engorgement des ganglions sous-maxillaires. Nous trouvons l'enfant en pleine attaque convulsive, qui a débuté deux heures avant la visite (8 heures du matin) ; opisthotonos, trismus, contractures cloniques et raideur des quatre membres, respiration anxieuse et stertoreuse. Sous nos yeux, et pendant la convulsion, expuition de matières alimentaires. — La veille, l'enfant se portait parfaitement bien. Douleur à la pression

à la région lombaire droite. Le ventre n'est ni tendu ni douloureux. L'inspiration chloroformique, faite pendant quelques minutes, atténue les mouvements convulsifs, et il ne reste que par moments un petit mouvement convulsif des lèvres et une respiration bruyante et stertoreuse. Pas de déviation des traits. Yeux fixes et pupilles dilatées. Pouls régulier, petit, fréquent. Cataplasmes, laudan. 1[4 lavement. Potion au chloral. Des mouvements convulsifs partiels persistent jusque vers une heure et demie de l'après-midi. L'enfant s'assoupit, s'endort. Température vers cinq heures, 39° 5. Deux garde-robes laissées sous elle dans la soirée. Nuit tranquille.

10 mars. — Le point douloureux de la région lombaire droite persiste. Ni contracture, ni paralysie. L'enfant est grognon ; il a conscience de ce qui se passe autour de lui. Il boit et mange un peu. Rien à l'auscultation de la poitrine. Pas de fièvre dans la matinée, 112 puls. L'après-midi, l'enfant est abattu, somnolent, 39° 7. — L'examen des urines ne décèle pas la présence d'albumine.

11 mars. — Langue très-chargée sur un fond rouge. Diphthérie de l'arrière-gorge et des narines. Lèvre inférieure croûteuse ; la lèvre supérieure et l'ouverture des narines sont rouges et gonflées. Mucosités verdâtres, purulentes, d'une odeur fétide, sortant des narines. — Engorgement sous-maxillaire plus accusé. Fièvre ; peau chaude, 130 puls. L'après-midi, T. 40° 3. Assoupissement. Trait. garg. au chlorate de potasse. Insuffl. de poudre de camphre dans les narines. Sinapismes autour du cou. Tartre stibié, 0 gr. 03.

12 mars. — L'émétique a produit son effet (vomissements et selles). Haleine fétide. Le nez coule abondamment (mucosités purulentes) ; excoriations de la lèvre supérieure. Ecoulement séro-purulent peu abondant par l'oreille gauche. L'enfant boit assez facilement. Voix non altérée. Rien à l'auscultation de la poitrine. P. 112, T. 39° 2.

13 mars. — L'enfant est abattu, mais ne se plaint pas. Le nez et l'oreille continuent à couler. L'enfant boit, parle, respire facilement. P. 108, T. 39° 1. Traitement, nouvelle administration de tartre stibié.

14 mars. — L'abattement persiste, mais pas de fièvre appré-ciable. Narines excoriées et saignant facilement. Ganglions sous-

maxillaires et tissus cellul. environnants engorgés et douloureux à la pression. Le teint, qui était resté, les jours précédents, assez frais et rose, devient pâle et mat. Enduit grisâtre sur la langue. Peau modérément chaude. P. 116, T. 39° 3. Les pupilles paraissent dilatées. Aucun symptôme paralytique. Pas de difficulté pour avaler.

15 mars. — Même état que la veille. Les lésions diphthéritiques restent limitées aux fosses nasales et à la partie supérieure du pharynx. Murmure vésiculaire normal dans toute la poitrine. P. 116, T. 39° 1.

16 mars. — Aucun phénomène spécial ne s'est présenté la veille ni dans le courant de la nuit. Ce matin, vers 8 heures, la religieuse répond au désir de l'enfant qui demande à boire. Aussitôt après, l'enfant devient d'une pâleur de cire, s'affaisse et retombe dans le décubitus dorsal. — Appelé en toute hâte, nous assistons à l'agonie de l'enfant : aucune lutte, aucun phénomène convulsif; quelques battements de cœur faibles et éloignés, quelques inspirations incomplètes, et la vie s'éteint. L'électrisation (un des pôles sur le trajet du phrénique au cou, l'autre au niveau des insert. costales du diaphragme) a déterminé quelques inspirations, mais sans un réel succès.

17 mars. — *Autopsie.* — Faite vingt-six heures après la mort. Il s'écoule des gros vaisseaux un sang diffluent, mais ne tachant pas pas les doigts et n'ayant pas la teinte sépia. Les veines paraissent détendues (azygos, intercostales, v. cave inférieure et iliaque). Pas d'épanchement, ni dans les plèvres ni dans le péricarde. Les poumons sont d'une teinte violacée à leur partie postérieure ; ils ne sont ni hépatisés ni à l'état fœtal. Quelques taches ecchymotiques à la surface, sons la plèvre. Ils s'insufflent parfaitement dans toute leur étendue. A la coupe, pas de points indurés ou ramollis. Les bronches (grosses, moyennes et petites) sont un peu injectées, mais ne renferment ni muco-pus ni concrétions fibrineuses ou caséeuses. Trachée saine. Partie inférieure du larynx intacte. La partie supér. jusqu'aux cordes vocales supér. inclusivement est recouverte d'un détritus gélatineux albuminoïde, qui recouvre une muqueuse épaissie et injectée. L'ouverture de la glotte n'est pas obstruée. Le pharynx est recouvert également d'une couche granuleuse et géla-

tineuse ; sa muqueuse est injectée et épaissie. L'estomac et l'intestin sont sains. Le foie est turgide, gorgé de sang ; la rate nous paraît aussi congestionnée. Les reins, d'une consistance normale, présentent à la coupe une teinte violacée de la substance corticale. Le cœur renferme, dans le ventricule gauche, plusieurs caillots petits, noirs, mous et fragiles ; dans le ventricule droit, un caillot grisâtre, fibrineux, assez consistant, mais s'écrasant cependant facilement sous la pression des doigts. L'endocarde paraît sain, mais les fibres muscul. du cœur ont une teinte cireuse. Pas de liquide en excès dans la cavité sous-arachnoïdienne. Vaisseaux de la pie-mère dilatés. Aucun épaississement, aucune opacité de la pie-mère ; aucun exsudat inflammatoire. A la coupe des lobes cérébraux, piqueté vasculaire, surtout dans le lobe postérieur ; piqueté vasculaire à la coupe des corps striés et des couches optiques. Le cervelet, la protubérance, le bulbe, ne présentent pas d'altération appréciable. Pas d'épanchement dans les ventricules.

Continuation de l'autopsie de M. Seuvre, faite par nous.

Cœur. — De volume normal, il est flasque, sans consistance et très-pâle à l'extérieur. En l'ouvrant, on s'aperçoit que le tissu musculaire a une teinte jaunâtre générale. Cette teinte est plus manifeste par places, à travers l'endocarde. Les parois ventriculaires sont au-dessous de la normale, quant à leur épaisseur ; le ventricule et l'oreillette droits surtout sont d'une minceur extrême. Le tissu musculaire se déchire facilement avec fracture courte et surface très-inégale. Il suffit d'une très-légère pression pour que les doigts y pénètrent. Les valvules auriculo-ventriculaires sont rouges, sans épaississement notable, avec un chapelet assez développé suivant leur bord libre. Les valvules artérielles sont rosées, apparemment parfaitement saines. L'aorte est élastique. Pas d'athérome.

A l'examen microscopique, fait à l'état frais et dans l'eau distillée, on trouve les fibres musculaires infiltrées de petits globules graisseux. Ces globules sont très-réfringents, à bords foncés, et ne disparaissent point lorsqu'ils sont soumis à l'action de l'acide acétique dilué. On les trouve à l'intérieur des fibres, ainsi que suivant leur bord longitudinal. Ils sont en grand nombre, et après plusieurs examens faits dans différents points du cœur, aussi bien dans les oreillettes que dans les ventricules, à droite comme à gauche, on peut affirmer que la lésion est assez générale. Par l'emploi des substances colorantes, telles que la solution de carmin neutre et la solution au 1/100ᵉ du picro-carminate d'ammoniaque, l'état morbide de la fibre cardiaque est rendu encore plus évident. Il y a des points pourtant où le cœur est moins malade, et où l'infiltration est plutôt granuleuse que graisseuse. La striation néanmoins a généralement disparu, et dans certains points seulement on reconnaît les stries d'une manière toujours assez obscure. Les fibres primitives souvent se confondent ensemble et ne conservent pas leur bord distinctement limité par leur gaîne. Elles paraissent alors comme une surface amorphe ou finement granuleuse. Généralement leur calibre nous a paru atrophié, plus petit qu'à l'état normal. Les noyaux des fibres sont généralement granuleux (constaté par l'action de l'acide acétique au 1/100ᵉ).

M. Ranvier, qui a bien voulu examiner le cœur décrit, nous a affirmé qu'il ne pouvait y avoir aucun doute, que c'était bien un cas de cœur morbide, par suite d'une dégénérescence graisseuse.

Plusieurs coupes des vaisseaux artériels et veineux ont été faites et examinées avec les réactifs et matières colorantes ci-dessus indiqués; elles ont été reconnues très-saines. On fait une coupe transversale de l'endocarde, après durcissement dans l'alcool; on emploie une solution de carmin neutre, une solution d'acide acétique au 1ṛ100ᵉ et la glycérine, on trouve l'endocarde normal.

Observation VIII.

(Due à l'obligeance de notre collègue et ami M. Fioupe,
interne du service.)

Le 10 mai 1872 entrait, dans le service de M. Triboulet, à la salle Sainte-Marguerite n° 9, la nommée Bréant (Marie), âgée de 6 ans, née à Paris, fille d'un serrurier.

Cette enfant a toujours joui d'une parfaite santé jusqu'à il y a deux jours, époque à laquelle elle a été prise de toux. Son appétit cependant était conservé, hier matin, est survenue une oppression

assez considérable. Un médecin appelé a ordonné un vomitif qui a
paru améliorer l'état de l'enfant. Actuellement on note : enfant de
taille petite pour son âge, présentant de l'embonpoint, mais avec des
chairs molles et flasques. Teint légèrement coloré aux pommettes.
Elle est couchée sur le côté avec une respiration bruyante aux
deux temps et s'entendant à distance. Les narines sont humides,
rouges, excoriées, pas d'odeur fétide. Toux rauque et sèche; voix
presque éteinte. Le murmure respiratoire s'entend bien partout.
Fausses membranes blanchâtres tapissant toute l'arrière-gorge sans
trop de gonflement; les ganglions ne sont nullement engorgés à la
région sous-maxillaire. Déglutition facile; la langue ne présente rien
de particulier; pas de fausses membranes dans la bouche. Selle
diarrhéique cette nuit. Peau chaude; 165 pulsations par minute,
petites, faibles, mais régulieres ; les battements du cœur sont bien
frappés; la circulation paraît se faire bien; pas d'œdème. Rien du
côté du système nerveux. On ordonne: tartre stibié 0 gr. 05 centig.
à prendre en 2 fois, à 1/2 heure d'intervalle, dans un peu d'eau tiède.
Potion: chlorate de potasse 4 grammes; teinture de digitale
20 gouttes. Sinapismes entre les deux épaules. Cravate ouatée. Inha-
lation de vapeur.

Le 11, soir. 130 pulsations, 32 respirations, 39°,7. La voix est
complétement éteinte.

Le 12, soir. La respiration est toujours bruyante ; dans la journée
elle a eu deux accès de suffocation. L'interne de garde se demande
un instant s'il ne doit pas l'opérer ; mais le tirage n'existant presque
pas, la sensibilité cutanée n'étant pas abolie, il juge plus prudent
d'attendre. 150 pulsations, 36 respirations, 41° (température rec-
tale).

Le 13, matin. Respiration lente et calme, l'hématose paraît se
faire normalement. Quelques sibilances dans les deux côtés en
arrière de la poitrine; trachée sensible. Écoulement puriforme par
les narines; crachats muco-purulents; 120 puls., 32 respir. Potion:
kermès 0 gr. 15 centig., teinture de digitale, 10 gouttes; sinapismes
entre les épaules. Cravate ouatée; 20 gr. d'huile de ricin pour demain
matin.

Le 13, soir. Écoulement par les narines d'un liquide muco-puru-
ent mélangé à des filets de sang; déglutition facile, la respiration

n'est plus bruyante. Le côté droit respire cependant moins bien que le gauche. 120 pulsations, 26 respirations, 39°.

Le 14, matin. 112 pulsations régulières; voix toujours éteinte; narines toujours rouges et excoriées; respiration sans bruit, lente, sans effort; sibilances dans la moitié supérieure et postérieure du côté droit; pas d'engorgement ganglionnaire. L'enfant prend très-peu d'aliments; déglutition facile; pas de vomissement; ventre souple et indolore. On prescrit: limonade magnésienne, 1 verre tous les 2 jours; *ut supra* pour le reste.

Le 14, soir. 100 pulsations, 20 respirations, 39°. L'enfant n'a rien voulu prendre ce soir; elle dit souffrir de la gorge; érosion des lèvres.

Le 15, matin. A vomi ce matin le verre de limonade magnésienne. Rien autre de particulier.

Le 15, soir. 126 pulsations, 32 respirations, 38,9. L'enfant respire bien. Elle rend des crachats muco-purulents, non aérés, collant au fond du vase; narines toujours croûteuses. Herpès aux deux commissures labiales.

Le 16, matin. Langue un peu chargée; ventre dur et douloureux à la pression; toux éteinte. Tisane de lichen; 1 cuillerée, matin soir, de sirop de térébenthine.

Le 16, soir. 100 pulsations, 38 respirations, 38°,2. Quelques sibilances à gauche.

Le 17, matin. Pas d'accès de suffocation; l'herpès se dessèche; voix et toux toujours éteintes; crachats muco-purulents en petite quantité; langue un peu dépouillée de son épithélium; ventre d'une sensibilité assez vive à la pression, surtout dans la région de l'hypochondre gauche.

Le 17, soir. 104 pulsations, 34 respirations, 38°,3.

Le 18, matin. Rien de nouveau. On prescrit: inhalations de goudron.

Le 18, soir. 98 pulsations, 36 respirations, 38°,7. A vomi aujourd'hui ses aliments.

Le 19, matin. Vomit son chocolat; insufflation de poudre de camphre dans les narines.

Le 19, soir. Quelques rhonchus dans le côté droit. 92 pulsations, 54 respirations, 38°,6.

Le 20, matin. On prescrit: à prendre dans un peu de café noir extrait de quinquina, 0 gr. 60 centig.; sulfate de quinine, 0 gr. 40 cent.

Le 20, soir. 112 pulsations, 56 respirations 38,5. Râles sibilants et ronflants dans les deux côtés et en arrière.

Le 21, matin. Cette enfant pâlit d'une façon alarmante. Elle ne mange pas; et pourtant rien de pathologique ne se révèle dans un organe quelconque; langue tremblotante. Elle grogne constamment, ventre douloureux à la pression; pas de diarrhée.

Le 21, soir. Elle meurt presque subitement, sans aucun phénomène convulsif. Une heure avant la mort, pouls petit, filiforme; bruits du cœur sourds; pâleur extrême de tout le corps. Respiration assez fréquente, mais pas suspirieuse, ni bruyante.

Autopsie. — (43 heures après la mort). Ce qui frappe tout d'abord: c'est la congestion intense de tous les viscères; cerveau, poumon, foie, rate, reins, etc. Le cerveau paraît sain, il est peut-être un peu plus mou que d'habitude; mais cette mollesse s'explique assez facilement par l'engorgement considérable des vaisseaux et le laps de temps assez considérable qui nous sépare de l'époque de la mort. Le larynx présente au niveau des cordes vocales ou sur la face inférieure de l'épiglotte, une mince couche de fausses membranes d'un gris blanchâtre. Au niveau de l'ouverture ventriculaire du larynx, et de chaque côté, la fausse membrasse passe comme un pont. Cette couche s'enlève assez facilement et laisse au-dessous d'elle une muqueuse très-rouge avec arborisations vasculaires très-développées. Ces arborisations vasculaires se continuent dans tout l'arbre aérien jusque dans les plus petites branches. Mais au-dessous du larynx il n'existe pas de fausses membranes. Les poumons s'insufflent bien, excepté le lobe moyen du poumon droit qui est complétement hépatisé. On trouve çà et là dans les deux poumons des noyaux tuberculeux de couleur grisâtre, du volume d'un noyau de cerise. Les ganglions bronchiques sont hypertrophiés. Dans la masse, il en existe un assez volumineux et dont la coupe nous montre l'état caséeux. Rien dans le péricarde; dans le cœur gauche, caillot noirâtre occupant toute la cavité du ventricule et de l'oreillette, caillot sans consistance, plutôt sous forme de bouillie que sous celle de caillot. Dans le creux droit, caillot s'étendant de l'oreillette dans le ventricule qu'il ne remplit pourtant pas complétement, caillot d'un noir rougeâtre, cruorique à la partie regardant la face postérieure du ventricule ; blanchâtre et fibrineux à la partie regardant la face antérieure. Rien de particulier dans les autres organes, si ce n'est, comme je l'ai déjà dit, qu'ils présentent une coloration rouge veineuse.

OBSERVATION IX.

Croup. — Opération. — Guérison. — (Recueillie dans le service
de M. Bergeron.)

Le nommé Gadaud (Eugène) âgé de 3 ans, est entré le 1er juin 1871, à la salle Saint-Joseph, dans le service de M. Bergeron. Cet enfant est malade depuis quatre jours. Vers cette époque, il a commencé à tousser. Depuis avant-hier la toux est devenue rauque. Le médecin appelé l'a fait vomir avec l'émétique. Pas d'amélioration. Deux vomitifs avec l'ipéca ont été donnés ce matin : point d'effet utile. L'enfant a eu des accès de suffocation chez lui et dans la salle avant l'opération. Pas de fausses membranes rejetées. Pas de cautérisation. Pas de croup à la maison. L'enfant était asphyxiant lorsqu'on l'a opéré à 3 heures 1/2 de l'après-midi.

Soir. P. 132, R. 48. L'opération a été faite rapidement, sans accident. Perte de sang peu considérable. Deux petites fausses membranes rendues après l'ouverture de la trachée. Soulagement immédiat. Pas de diarrhée. L'enfant a vomi l'ipéca pris avant l'opération. Inspirations régulières, silencieuses. Chaleur de la peau modérée. Pas d'écoulement nasal. Pas d'engorgement ganglionnaire. Rien sur l'isthme, ni sur les amygdales. Ventre souple. Pas d'éruption sur le corps. Quelques traces de rachitisme. Rien aux poumons ni au cœur.

Le 2 juin. P. 134. Peau modérément chaude, respiration tout à fait calme. R. 42. Toux rare, nuit bonne, gargouillement dans les efforts de toux. Pourtour de l'isthme sans rougeur et sans exsudation, et dans les efforts provoqués par l'examen de la gorge, l'enfant a émis un son glottique. Respiration très-ample et très-pure. Pas d'albumine dans les urines. Saccharure de cubèbe, 10 gr. Lait.

Le 3. P. 136. R. 48. La journée et la nuit ont été bonnes. Ce matin l'enfant est dans un état parfait, mais sans gaieté. La plaie a bon aspect, à part une petite teinte grisâtre, tout à fait en bas. Le pourtour de la plaie est un peu tuméfié. L'expansion vesiculaire est très-ample. L'enfant a refusé le saccharure, on le supprime.

Le 4. La matinée avait été calme, vers une heure l'enfant a été pris d'une quinte de toux très-violente, et au moment où on a mis la canule, il a rejeté un tube membraneux de 2 centimètres de long; il a été calme ensuite et a sommeillé. P. 124. R. 52, très-irrégulières. Râles disséminés des deux côtés, pas de différence de sonorité. Expansion vésiculaire assez large. Le pourtour de la plaie est tuméfié et est marqué d'une teinte érythémateuse. Le fond de la plaie est grisâtre et la suppuration abondante. La fausse membrane qui recouvre l'amygdale droite s'est en partie détachée, et il ne s'en est pas formé sur d'autres.

Le 5. P. 124. R. 48, très-irrégulières. Resté hier jusqu'à trois heures sans canule; il l'a gardée depuis jusqu'à ce matin; il n'a point rendu de fausses membranes. Alimentation suffisante. Les râles de bronchite persistent des deux côtés, plus à gauche qu'à droite; mais indépendamment des râles muqueux, on entend par moments un bruit moins humide qui rappelle le bruit de drapeau. La rougeur du pourtour de la plaie n'a point changé, elle est tout à fait indolore; il s'est formé au-dessous de la plaie une petite éruption. Le fond de la plaie est grisâtre et cet état anatomique explique très-bien la coloration noire de l'extrémité antérieure de la canule; pas d'albumine dans les urines. Sirop de quinquina.

Le 6. R. 44. Les mêmes phénomènes d'asphyxie se sont produits hier dans l'après-midi et ont nécessité la réintroduction de la canule. La sonorité reste normale et dans le poumon droit l'expansion vésiculaire est assez pure. A gauche la transmission du bruit de gargouillement est un peu plus éclatante dans le tiers supérieur que dans les autres points de la poitrine. L'éruption vésico-pustuleuse du thorax s'est encore étendue. La plaie donne issue à un pus foncé, et sur plusieurs parties de la plaie on trouve des [points grisâtres évidemment mortifiés. La canule est complétement noire. Le chocolat a passé un peu par la plaie. Potion avec sirop de quinquina, eau : āā 60 gr., rhum 30 gr.

Le 7. P. 116. Température de la peau bonne. Resté sans canule jusqu'à 7 heures du soir. Nuit bonne; alimentation suffisante. La respiration est assez ample; quelques râles humides. Au sommet droit, la transmission du bruit trachéal est un peu plus bruyante que du côté gauche. L'aspect de la plaie est plus satisfaisant, le pourtour est moins rouge; les bords de la plaie tendent à se renverser en dedans; n'est blanche aujourd'hui que par plaques dont une paraît être le résultat de la cautérisation d'hier. Cautérisation au nitrate d'argent.

Le 8. P. 112. Le visage a pâli depuis hier matin, cependant l'alimentation a été suffisante. L'enfant est resté sans canule jusqu'au soir, remise par prudence. Ce matin la plaie gargouille et donne un mucus moins purulent qu'hier et malheureusement mélangé de chocolat. Les plaques grisâtres de la plaie ont encore diminué. La résonnance est bonne partout, excepté au sommet droit en arrière, où la transmission du bruit trachéal est moins marquée que partout ailleurs.

Le 9. P. 132. R. 77. Le visage a sensiblement pâli depuis hier, physionomie souffreteuse. A la percussion, on trouve une légère diminution du son au sommet droit, néanmoins on trouve aux deux sommets une transmission presque soufflante du bruit trachéal. La plaie s'évase, mais les plaques grisâtres ne sont pas renouvelées, et en effet la canule était à peine noircie; la canule n'a été remise hier qu'à minuit; il est sans canule depuis 6 heures ce matin. Sirop d'ipéca 20 gr.; poudre d'ipéca 30 centigr.; noix vomique 05 centigr. en 5 paquets.

Le 10. P. 140. R. 68. Visage très-pâle; resté sans canule depuis 24 heures. L'obscurité relative du son au sommet droit persiste, et le bruit respiratoire est masqué par la transmission du bruit trachéal; quelques râles disséminés dans la poitrine. Le gargouillement est toujours très-abondant. Le fond de la plaie est très-pâle, mais sans plaques grisâtres. Continuer les 0,05 centigr. de noix vomique.

Le 11. P. 132. Le visage est moins pâle. R. 60. La journée a été bonne, mais le fait à signaler est la fréquence de la toux et le passage des liquides dans la trachée.

L'obscurité du son dans le tiers supérieur droit persiste, et la transmission soufflante du bruit trachéal est plus nette. Dans le reste de la poitrine on trouve quelques râles discrets et une expansion vésiculaire incomplète. Les bords de la plaie sont toujours

évasés, mais la surface est plus rose, le travail de dissection semble
arrêté. L'appétit s'est maintenu. Continuer la noix vomique et
l'alcool.

Le 12. P. 140. R. 56. L'enfant a pâli et maigri depuis hier. Statu
quo.

Le 13. P. 132. La physionomie ne s'est pas améliorée, l'enfant
est toujours pâle. La nuit a été agitée par la toux. La plaie, qui est
complétement détergée, est rosée ce matin. Les signes physiques
n'ont pas changé. Continuer le traitement.

Le 14. P. R. 42. L'expansion vésiculaire est très-incomplète ce
matin, surtout à gauche; quelques bulles de râles muqueux à la
base gauche et toujours vers le sommet droit le bruit de transmission trachéale plus marqué. La plaie s'est comblée à la partie antérieure ; elle donne toujours un muco-pus abondant. L'enfant continue à s'étrangler. Continuer le traitement.

Le 15. P. 144. L'enfant ne prend que les aliments solides et la
noix vomique. La plaie s'est comblée surtout dans le fond, et les
bords se sont rapprochés. Supprimer la potion alcoolique.

Le 16. P. 144. L'enfant a parlé un peu à plusieurs reprises. La
plaie a très-bon aspect. Le mieux continue.

Le 17. P. 136. Température normale de la peau. Un peu d'agitation cette nuit (chaleur ambiante excessive). La plaie est restée
stationnaire.

Le 18. P. 112. L'enfant est levé et très-gai.

Le 20. P. 120. L'enfant continue à bien manger, et on peut le
considérer comme convalescent. On trouve toujours de l'obscurité
du son dans la fosse sous-épineuse droite. Il importe de noter
aujourd'hui que la toux est incomplète et telle qu'on l'observe chez
les enfants qui vont se paralyser. L'air ne passe pas par la plaie qui
n'est pas complétement fermée. Continuer la noix vomique. Extrait
de quinquina, 2 gr.

Le 21. P. 124. Toute la journée hier l'enfant a été en proie à une
toux quinteuse, physionomie mauvaise ce matin. On a à la base
gauche, avec une légère diminution de son, de la rudesse dans l'inspiration avec un peu de souffle à l'expiration. La toux est des plus
énergiques aujourd'hui. Continuer le traitement.

Le 22. La toux quinteuse de la veille ne s'est pas continuée. On ne

trouve pas ce matin à la base gauche la respiration soufflante cons-
tatée hier. La plaie s'est encore retrécie et est marquée par une
petite croute.

Le 23. Sorti guéri.

OBSERVATION X.

Croup diphthéritique. — Trachéotomie. — Guérison. — (Recueillie
dans le service de M. Bergeron.)

Le nommé Berger (Paul), âgé de sept ans et demi, est entré à la
salle Saint-Joseph, dans le service de M. Bergeron, le 21 juin 1872.
Cet enfant a toujours été faible, délicat; mais jamais il n'a été assez
souffrant pour garder le lit. Il y a huit jours, les parents ont
remarqué que l'enfant toussait et avait de la fièvre. Inquiets, ils
ont appelé un médecin, qui a prescrit un vomitif. Pas d'amélioration sensible. Deux jours après l'administration du vomitif, la voix
a changé de ton; elle est devenue rauque. L'enfant a eu quelques
accès de suffocation pendant qu'il était encore à la maison. Hier
soir, il a rendu de fausses membranes dans une quinte de toux. On
conseille au père, ce matin, d'amener son enfant à l'hôpital.

Soir. P. 144, R. 44. L'enfant a été transporté à l'hôpital vers
9 heures 1/4. Il était à la troisième période. On l'a opéré de suite.
L'opération a été très-longue, très-pénible. L'incision a été faite
sur le côté de la trachée. L'enfant a perdu beaucoup de sang. Une
fois la canule entrée dans la trachée, l'hémorrhagie s'est arrêtée, le
soulagement a été manifeste. L'enfant a rendu plusieurs fausses
membranes pendant l'opération; pas de rejet depuis. Il a pris du
potage avec plaisir cette après-midi et a sommeillé assez tranquillement. Pas de diarrhée. La peau est très-chaude. La canule gargouille moyennement. Pas de fausses membranes sur les amygdales, langue saburrale. Léger empâtement sous-maxillaire, accompagné d'endolorissement du côté droit. Pas d'engorgement ganglionnaire bien notable. Pas d'écoulement nasal. Emphysème assez
étendu, surtout du côté de la joue droite. A l'auscultation de la
poitrine, le murmure vésiculaire est ample, enroué aux deux
bases.

Le 22. P. 136. La nuit a été très-calme, l'enfant est sans canule
depuis cinq quarts d'heure. Il parle d'ailleurs très-clairement. La

résonnance est un peu obscure partout, et le murmure vésiculaire est partout masqué par un rhonchus trachéal. Seulement on le perçoit un peu plus à droite qu'à gauche. L'emphysème sous-cutané a disparu au visage et n'existe plus qu'aux régions sous-claviculaires. L'appétit est excellent.

Le 23. P. 140. Peau brûlante. Vers midi et demi, hier, la respiration s'est embarrassée et la canule a été réintroduite. R. 46. La toux est assez fréquente, très-catarrhale; la canule gargouille et donne issue à une quantité considérable de pus. A droite, le bruit d'inspiration est ample; à gauche, il est rude; la résonnance est normale des deux côtés. La canule est fortement noircie, la plaie est grisâtre, quelques points même violacés. L'emphysème sous-cutané est un peu plus marqué à la région cervicale, mais moins à la région sous-claviculaire. L'alimentation a été suffisante. Pas de diarrhée.

Le 24. P. 132. La canule a été remise deux heures après la visite, par précaution, et n'a été retirée que ce matin. La peau est brûlante. R. 28. L'appétit se maintient; la déglutition se fait sans difficulté et sans rejet par la plaie. Le son est obscur à la base gauche, et en ce même point on entend un peu de respiration soufflante aux deux temps. Dans le reste du poumon, l'air pénètre assez librement et produit quelques râles humides et quelques rhonchus. La canule est encore noircie, seulement à la partie antérieure et dans une étendue moindre qu'hier. La plaie est en effet moins grise. (4 ventouses sèches à la base gauche, en arrière; macération, 10 centigr. de poudre de digitale.)

Le 25. P. 156. R. 40. Depuis 24 heures sans canule. L'appétit s'est maintenu; mais il a eu 5 selles diarrhéiques. La submatité occupe tout le côté gauche, et le souffle, que l'on trouvait encore peu accusé à la base gauche, est aujourd'hui remonté dans le lobe supérieur du même côté; beaucoup plus accusé, il a disparu à la base. La plaie a un aspect déplorable; toute la surface est grisâtre et comme pultacée; mais, lorsqu'on passe le pinceau à sa surface, on enlève facilement le pus, et on trouve au-dessous une surface pâle et rosée. (5 ventouses. On continue la noix vomique et supprime la digitale. Décoction blanche de Sydenham. Potion alcoolique. OEufs, potages.)

Le 26. P. 116, R. 33. A gauche, la matité du sommet persiste. A la région moyenne, on trouve un peu de résonnance; puis la matité se retrouve en bas moins accusée qu'au sommet. Du haut en bas, on trouve le souffle beaucoup plus accusé qu'au sommet; en bas, le souffle est lampé et doux. Dans les efforts de toux, on entend profondément de grosses bulles humides. Les vibrations thoraciques manquent complétement à la base gauche; elles sont, au contraire, exagérées dans la partie supérieure. Il est vrai qu'à la base droite on ne les perçoit pas non plus, et que dans la partie supérieure du poumon droit elles sont beaucoup plus faibles que du côté gauche. L'appétit s'est maintenu, mais les selles diarrhéiques ont persisté. La plaie se comble; elle a une teinte rosée, moins pâle qu'hier. On retrouve encore un peu d'emphysème cervical. Continuer le traitement.

Le 27. La peau est brûlante. P. 116, R. 36. La matité et le souffle persistent au sommet droit, et le bruit d'expiration devient soufflant. La plaie se comble peu à peu. La teinte reste rose. Continuer la noix vomique.

Le 28. P. 134. Peau sèche et brûlante ce matin. Persistance absolue des signes physiques. La plaie est plus brûlante qu'hier; le travail de réparation est évidemment arrêté. La suppuration est abondante, et on retrouve sur la compresse encore un débris pseudo-membraneux. (Poudre d'ipéca, 50 centigr., en deux prises; macération de digitale, vésicatoire.)

Le 29. P. 124. Peau très-chaude. L'obscurité du son est très-marquée à droite. Continuer la digitale, la noix vomique, le lait.

Le 30. P. 100. Peau beaucoup moins chaude. La résonnance est la même, très-atténuée à gauche, mais moins obscure au sommet droit, où le souffle a presque entièrement disparu. On trouve surtout l'expiration soufflante. A gauche, il a notablement diminué d'intensité au sommet, mais il reste très-aigre dans les deux tiers inférieurs. Alimentation légère, diarrhée moins fréquente. L'enfant est très-pâle ce matin et a l'air souffreteux. La plaie reste stationnaire et donne toujours issue à une quantité considérable de muco-pus. Continuer la digitale et la noix vomique.

Le 1er juillet. P. 112. La plaie s'est rétrécie sensiblement et a donné ce matin moins de muco-pus. Les signes physiques n'ont pas varié depuis hier : c'est-à-dire que le poumon droit respire bien, excepté au sommet, et qu'à gauche on constate l'absence de vibrations thoraciques. Ce signe, ajouté au caractère du souffle, à la persistance de la matité, atteste la présence d'une couche de liquide.

Le 2. P. 100. Température de la peau beaucoup plus basse qu'hier. L'obscurité du son à gauche est moins complète, le souffle moins marqué. R. 32. La diarrhée persiste; l'appétit se soutient. (10 centigr. seulement de digitale (macération); noix vomique.

Le 3. P. 96. Le souffle s'entend de plus en plus faiblement. La diarrhée persiste. (Noix vomique. Badigeonner la poitrine avec la teinture d'iode. Eau albumineuse. Supprimer la digitale.)

Le 4. P. 96. La peau a une bonne température. A l'auscultation, à gauche, on trouve encore un peu de souffle, mais moins marqué. Dans les inspirations, le fait le plus marqué est de l'obscurité à gauche. La plaie tend toujours à se refermer; mais dans les efforts de toux, l'air sort toujours et amène du mucus légèrement teint de jaune.

Le 5. P. 96. Respiration lente. Pas de changement dans la plaie depuis hier. Supprimer la digitale et continuer la noix vomique.

Le 6. P. 108. Peau assez chaude. La face moins pâle. Pas de selles dans la journée. Deux selles diarrhéiques dans la nuit. La plaie a diminué en hauteur. Pas de changements dans les signes stéthoscopiques.

Le 7. P. 102. La respiration est très-bonne à droite; à gauche, dans les respirations simples, on n'entend un peu de souffle qu'à la région moyenne. Murmure vésiculaire toujours extrêmement obscur à la base. Le travail de cicatrisation n'a pas fait de progrès depuis hier. L'air passe encore. La diarrhée persiste, malgré la suppression de la digitale.

Le 8. P. 110. La plaie s'est notablement rétrécie depuis avant-hier. Mais l'air passe encore. La diarrhée persiste. 5 à 6 selles hier. Décoction blanche de Sydenham. Noix vomique, 25 milligr.

Le 9. P. 100. (L'enfant s'est levé, ce qui peut encore influer sur le pouls). L'enfant n'a eu que 2 selles hier. Noix vomique, 25 mill-

Le 16. L'enfant est en pleine convalescence; la diarrhée a disparu; la plaie est presque complétement cicatrisée, et on peut même constater un certain degré d'embonpoint.

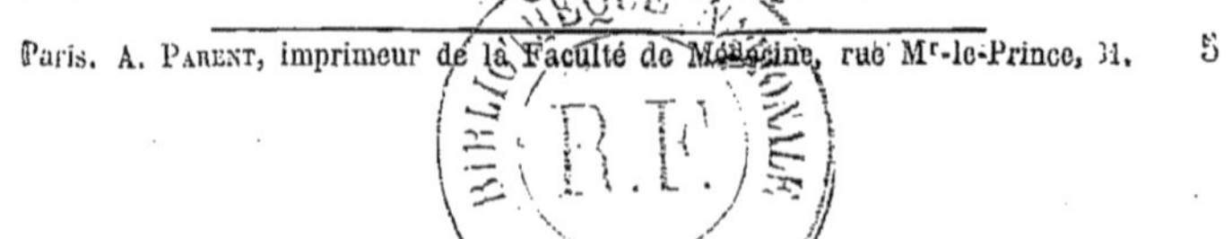

Paris. A. Parent, imprimeur de la Faculté de Médecine, rue Mr-le-Prince, 31.   5

9 782014 088977